問題飲酒の
害を減らし、
回復するために

改訂新版

今すぐ始める アルコール 依存症治療

久里浜医療センター名誉院長
樋口 進

法研

もしかしてアルコール依存症？

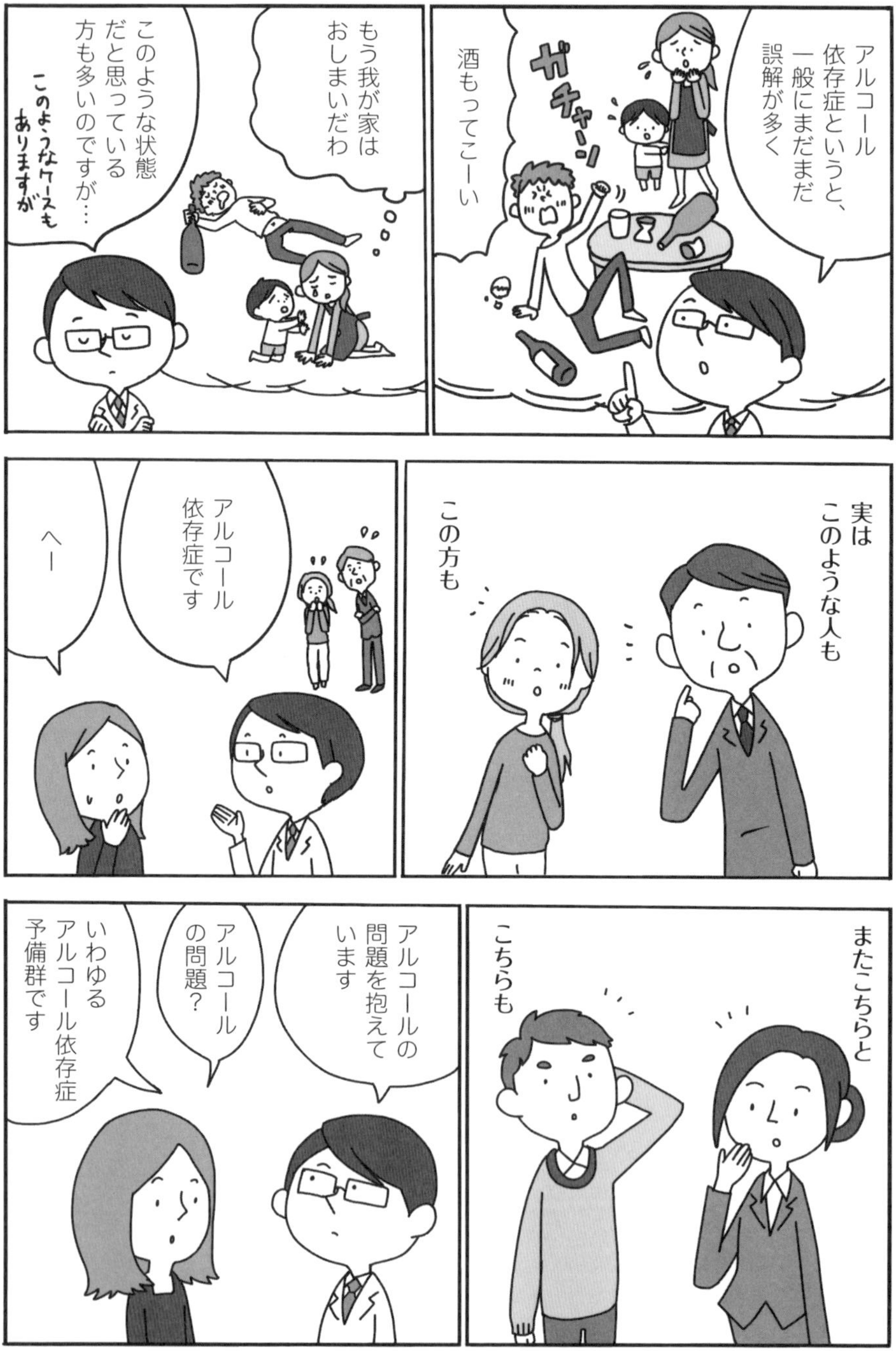

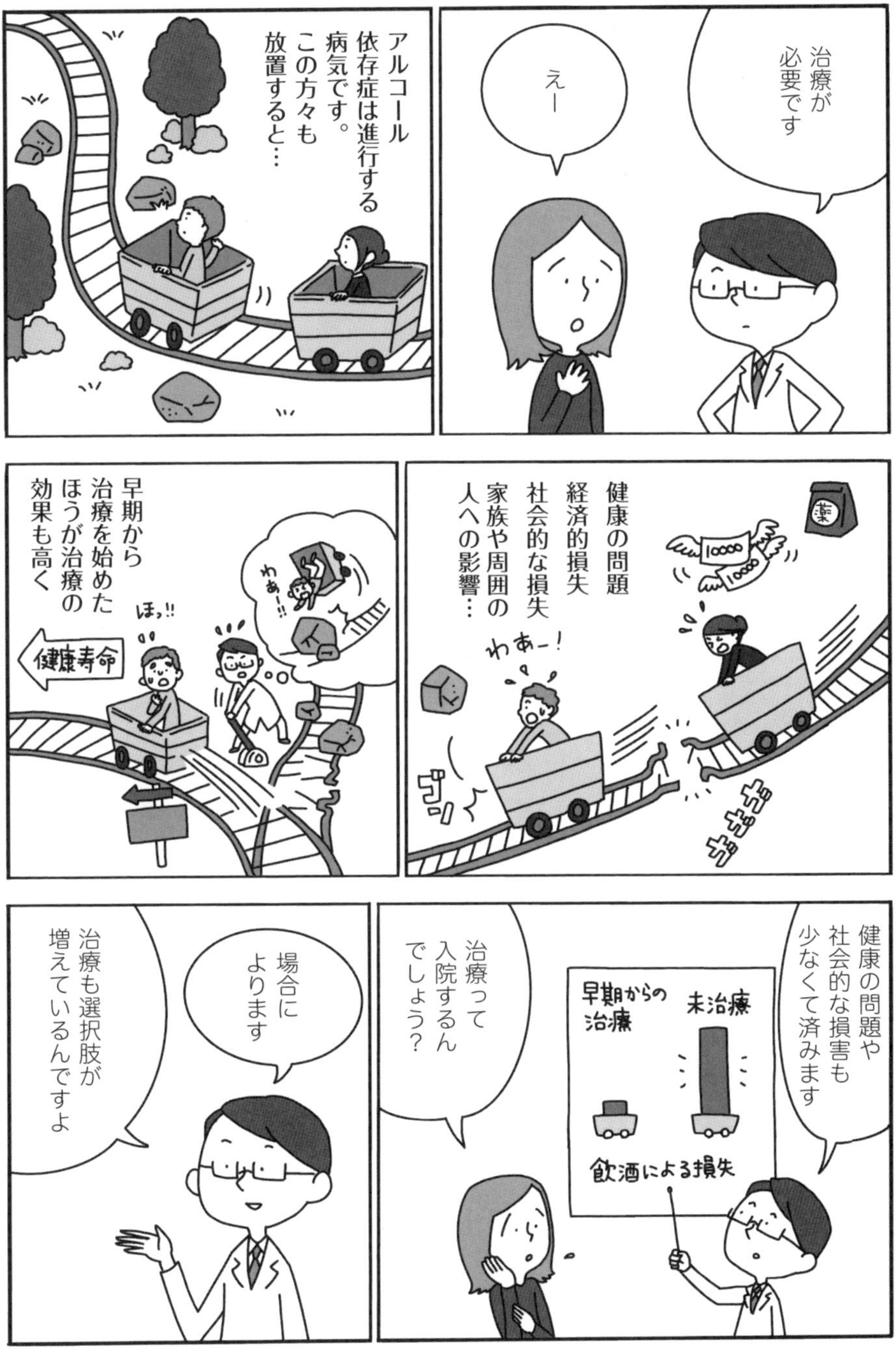
治療が必要です
えー
アルコール依存症は進行する病気です。この方々も放置すると…
健康の問題
経済的損失
社会的な損失
家族や周囲の人への影響…
薬
10000
10000
わあー！
ゴンッ
ガガガ
早期から治療を始めたほうが治療の効果も高く
わあー!!
ほっ!!
健康寿命
健康の問題や社会的な損害も少なくて済みます
早期からの治療
未治療
飲酒による損失
治療って入院するんでしょう？
場合によります
治療も選択肢が増えているんですよ

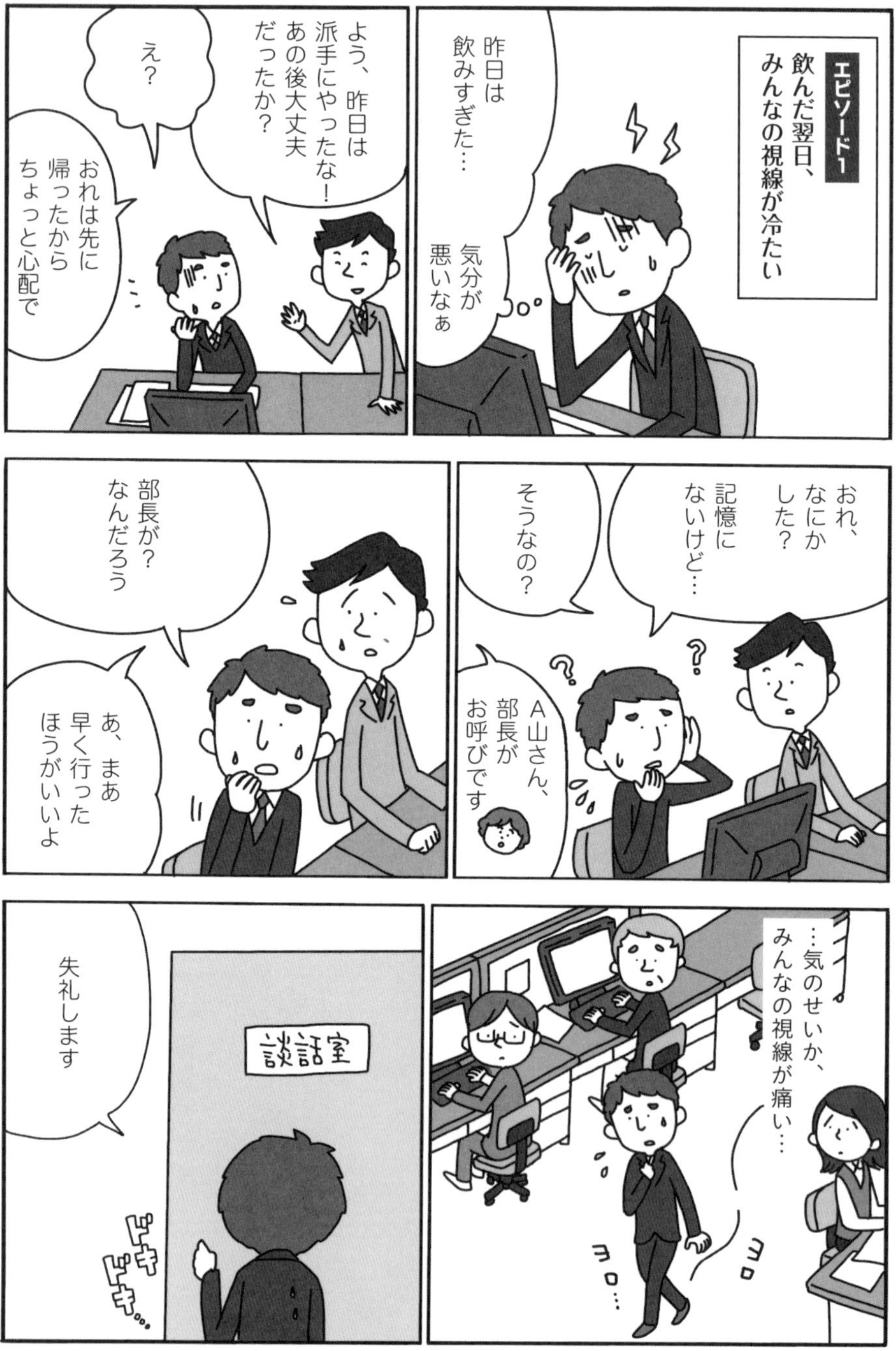
エピソード1
飲んだ翌日、みんなの視線が冷たい
昨日は飲みすぎた…
気分が悪いなぁ
よう、昨日は派手にやったな！あの後大丈夫だったか？
え？
おれは先に帰ったからちょっと心配で
おれ、なにかした？記憶にないけど…
そうなの？
A山さん、部長がお呼びです
部長が？なんだろう
あ、まあ早く行ったほうがいいよ
…気のせいか、みんなの視線が痛い…
ヨロ
ヨロ…
談話室
失礼します
ドキドキ…

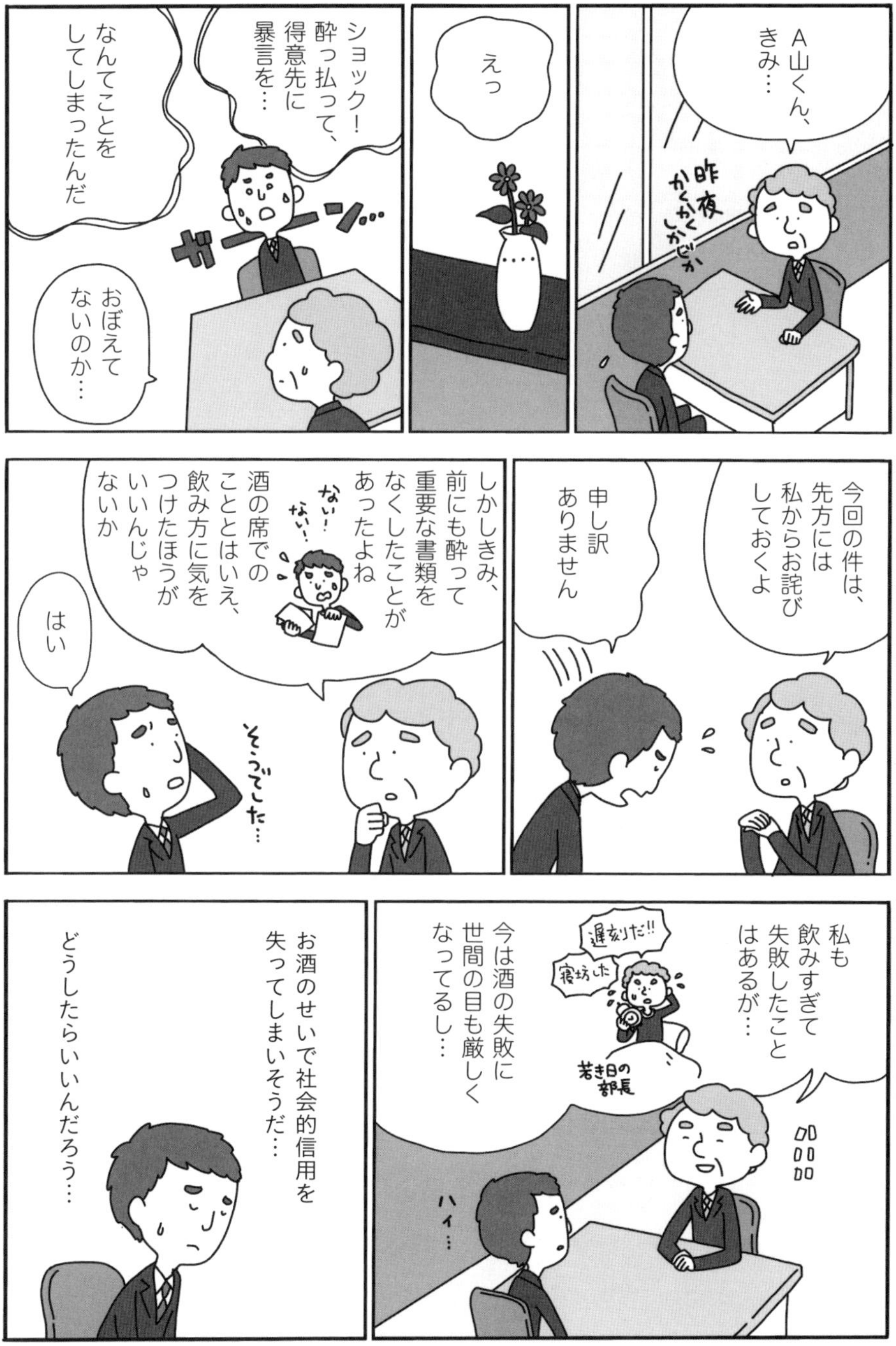
A山くん、きみ…
昨夜かくかくしかじか
えっ
ショック！酔っ払って、得意先に暴言を…
なんてことをしてしまったんだ
ガーン
おぼえてないのか…
今回の件は、先方には私からお詫びしておくよ
申し訳ありません
しかしきみ、前にも酔って重要な書類をなくしたことがあったよね
ない！ない！
酒の席でのこととはいえ、飲み方に気をつけたほうがいいんじゃないか
はい
そうでした…
私も飲みすぎて失敗したことはあるが…
今は酒の失敗に世間の目も厳しくなってるし…
遅刻だ!!
寝坊した
若き日の部長
ハイ…
お酒のせいで社会的信用を失ってしまいそうだ…
どうしたらいいんだろう…

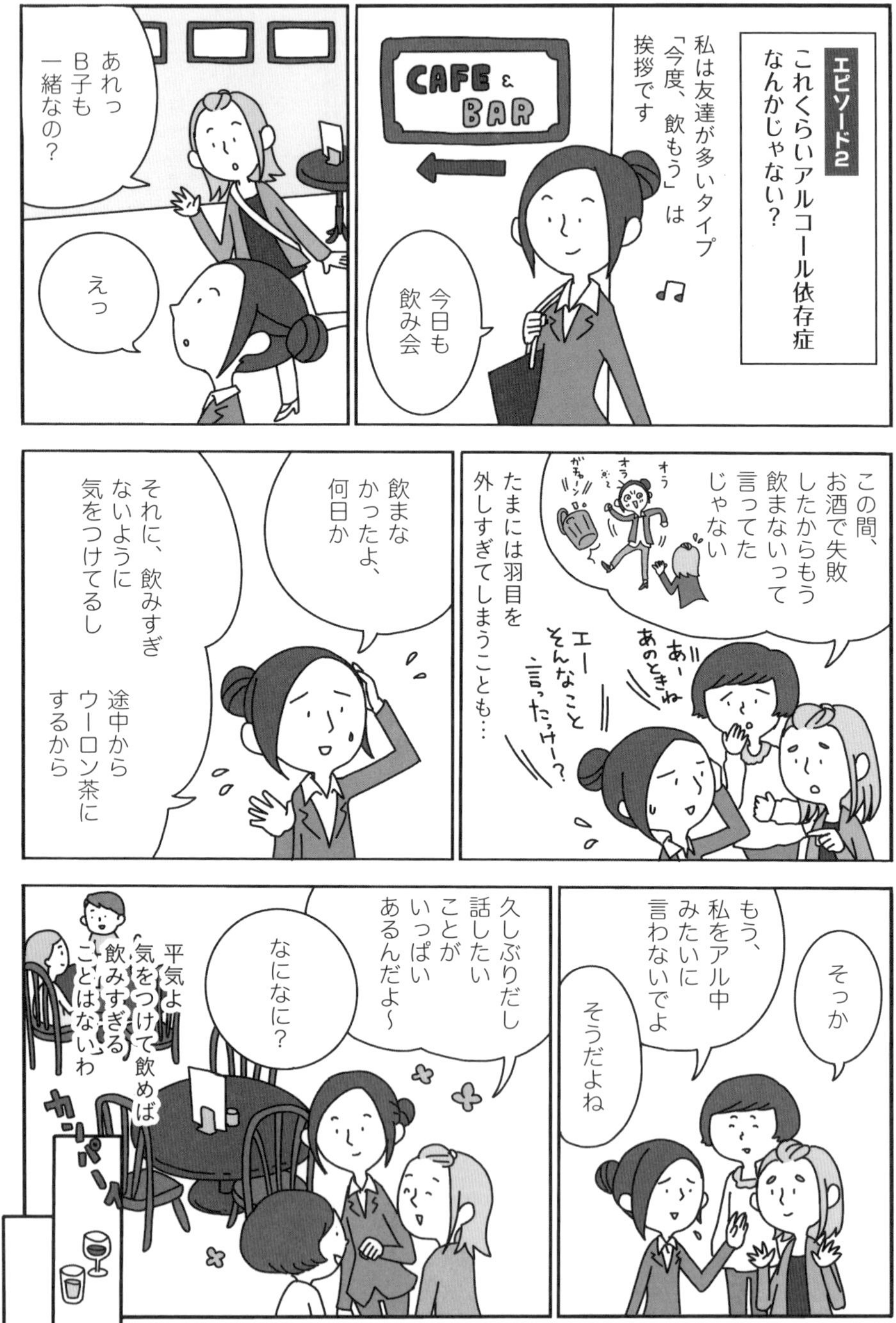
エピソード2
これくらいアルコール依存症なんかじゃない?
私は友達が多いタイプ「今度、飲もう」は挨拶です
今日も飲み会
CAFE & BAR
あれっ B子も一緒なの?
えっ
この間、お酒で失敗したからもう飲まないって言ってたじゃない
あー あのときね
エー そんなこと言ったっけー?
たまには羽目を外しすぎてしまうことも…
飲まなかったよ、何日か
それに、飲みすぎないように気をつけてるし
途中からウーロン茶にするから
もう、私をアル中みたいに言わないでよ
そっか
そうだよね
久しぶりだし話したいことがいっぱいあるんだよ~
なになに?
平気よ 気をつけて飲めば飲みすぎることはないわ
カンパーイ

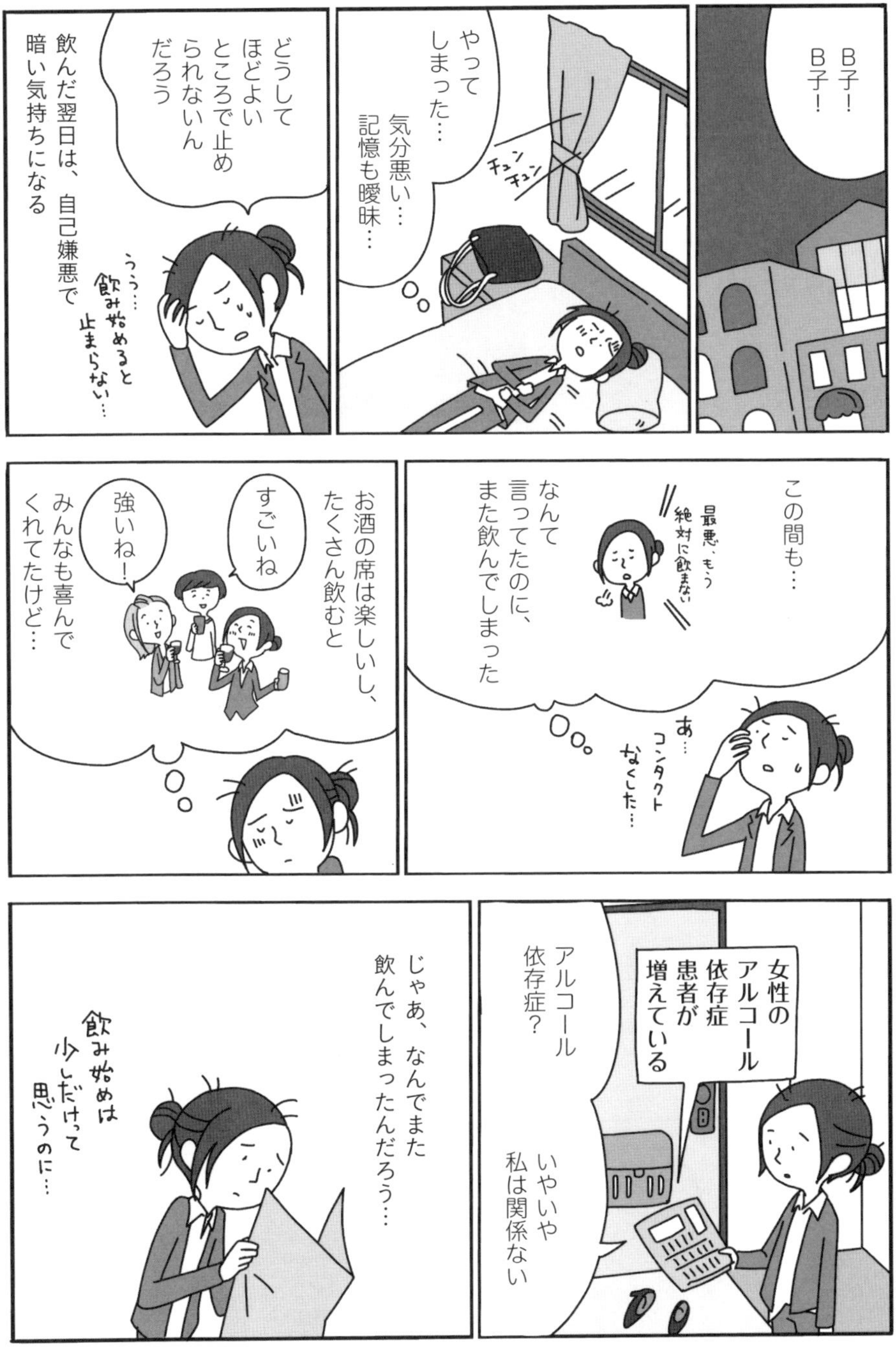
B子！
B子！
やってしまった…
チュン チュン
気分悪い…記憶も曖昧…
どうしてほどよいところで止められないんだろう
うう…飲み始めると止まらない…
飲んだ翌日は、自己嫌悪で暗い気持ちになる
この間も…
最悪、もう絶対に飲まない
なんて言ってたのに、また飲んでしまった
あ…コンタクトなくした…
お酒の席は楽しいし、たくさん飲むと
すごいね
強いね！
みんなも喜んでくれてたけど…
女性のアルコール依存症患者が増えている
アルコール依存症？
いやいや私は関係ない
じゃあ、なんでまた飲んでしまったんだろう…
飲み始めは少しだけって思うのに…

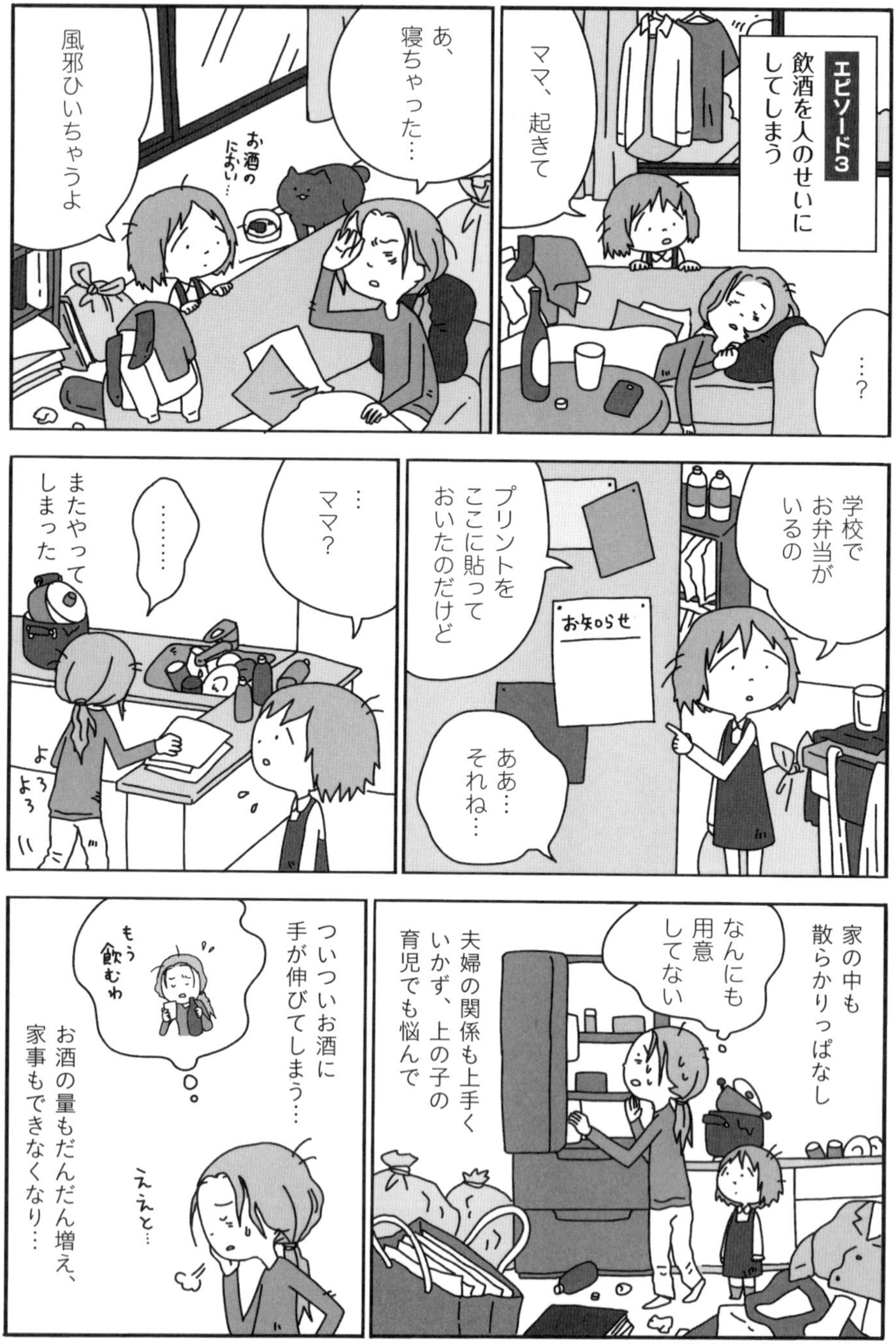
エピソード3
飲酒を人のせいにしてしまう
…？
ママ、起きて
あ、寝ちゃった…
お酒のにおい…
風邪ひいちゃうよ
学校でお弁当がいるの
プリントをここに貼っておいたのだけど
お知らせ
ああ…それね…
…ママ？
………
またやってしまった
よろよろ
家の中も散らかりっぱなし
なんにも用意してない
夫婦の関係も上手くいかず、上の子の育児でも悩んで
ついついお酒に手が伸びてしまう…
もう飲むわ
お酒の量もだんだん増え、家事もできなくなり…
ええと…

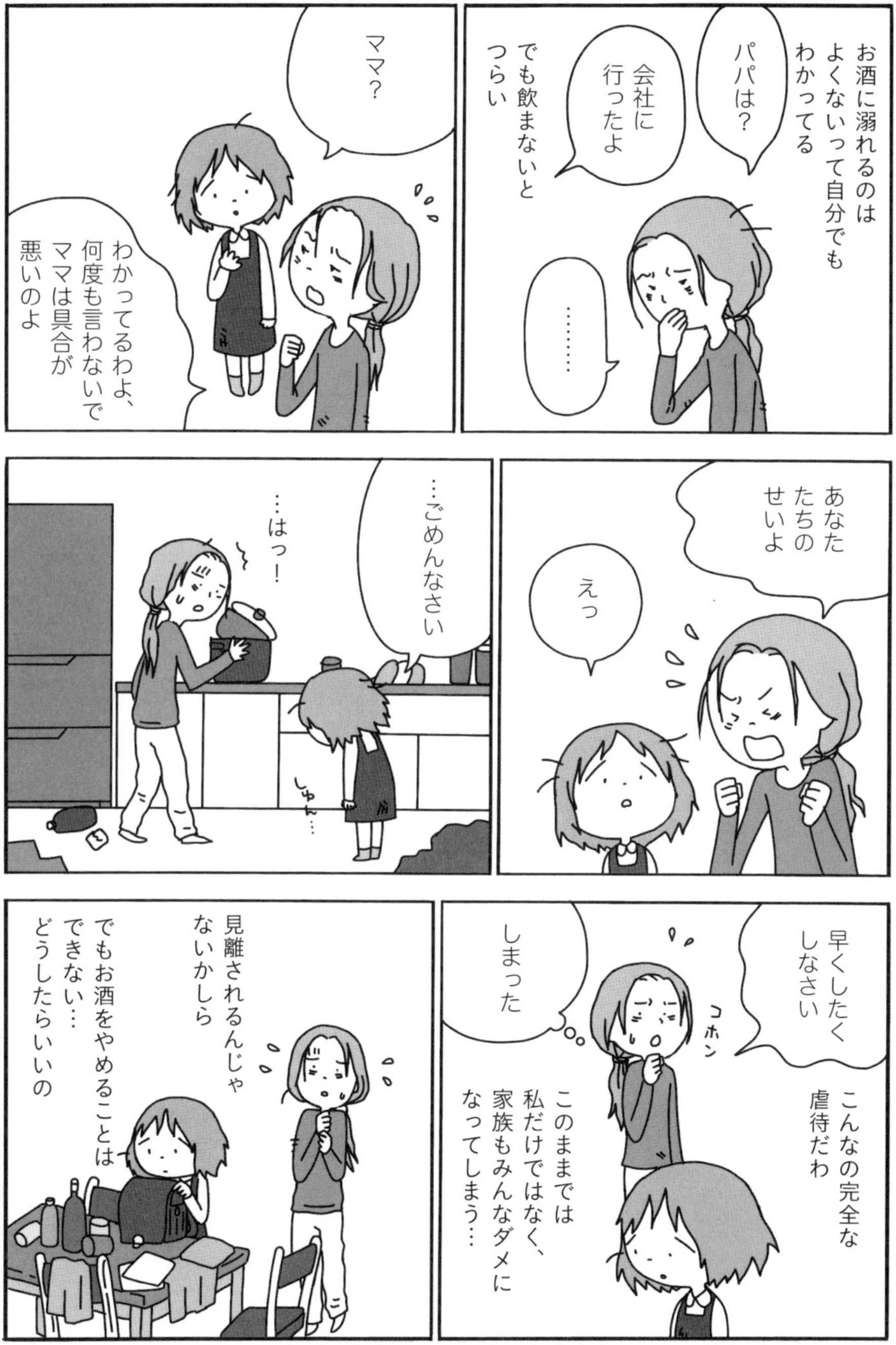
お酒に溺れるのはよくないって自分でもわかってる
パパは？
会社に行ったよ
でも飲まないとつらい
………
ママ？
わかってるわよ、何度も言わないでママは具合が悪いのよ
あなたたちのせいよ
えっ
…ごめんなさい
…はっ！
しゅん…
早くしたくしなさい
コホン
しまった
こんなの完全な虐待だわ
このままでは私だけではなく、家族もみんなダメになってしまう…
見離されるんじゃないかしら
でもお酒をやめることはできない…どうしたらいいの

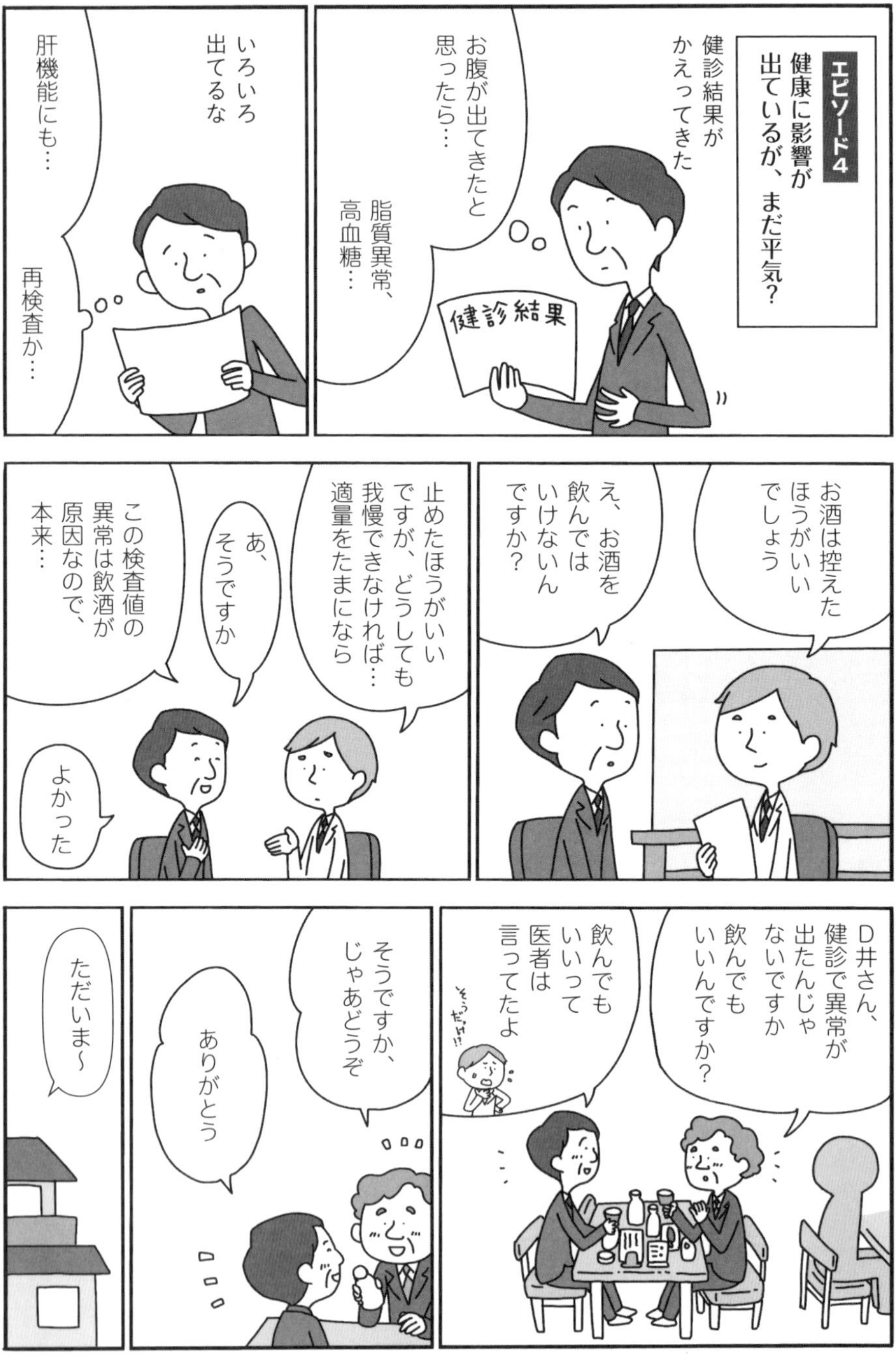
エピソード4
健康に影響が出ているが、まだ平気？
健診結果がかえってきた
健診結果
お腹が出てきたと思ったら…
脂質異常、高血糖…
いろいろ出てるな
肝機能にも…
再検査か…
お酒は控えたほうがいいでしょう
え、お酒を飲んではいけないんですか？
止めたほうがいいですが、どうしても我慢できなければ…適量をたまになら
あ、そうですか
この検査値の異常は飲酒が原因なので、本来…
よかった
D井さん、健診で異常が出たんじゃないですか飲んでもいいんですか？
飲んでもいいって医者は言ってたよ
そうだっけ!?
そうですか、じゃあどうぞ
ありがとう
ただいま～

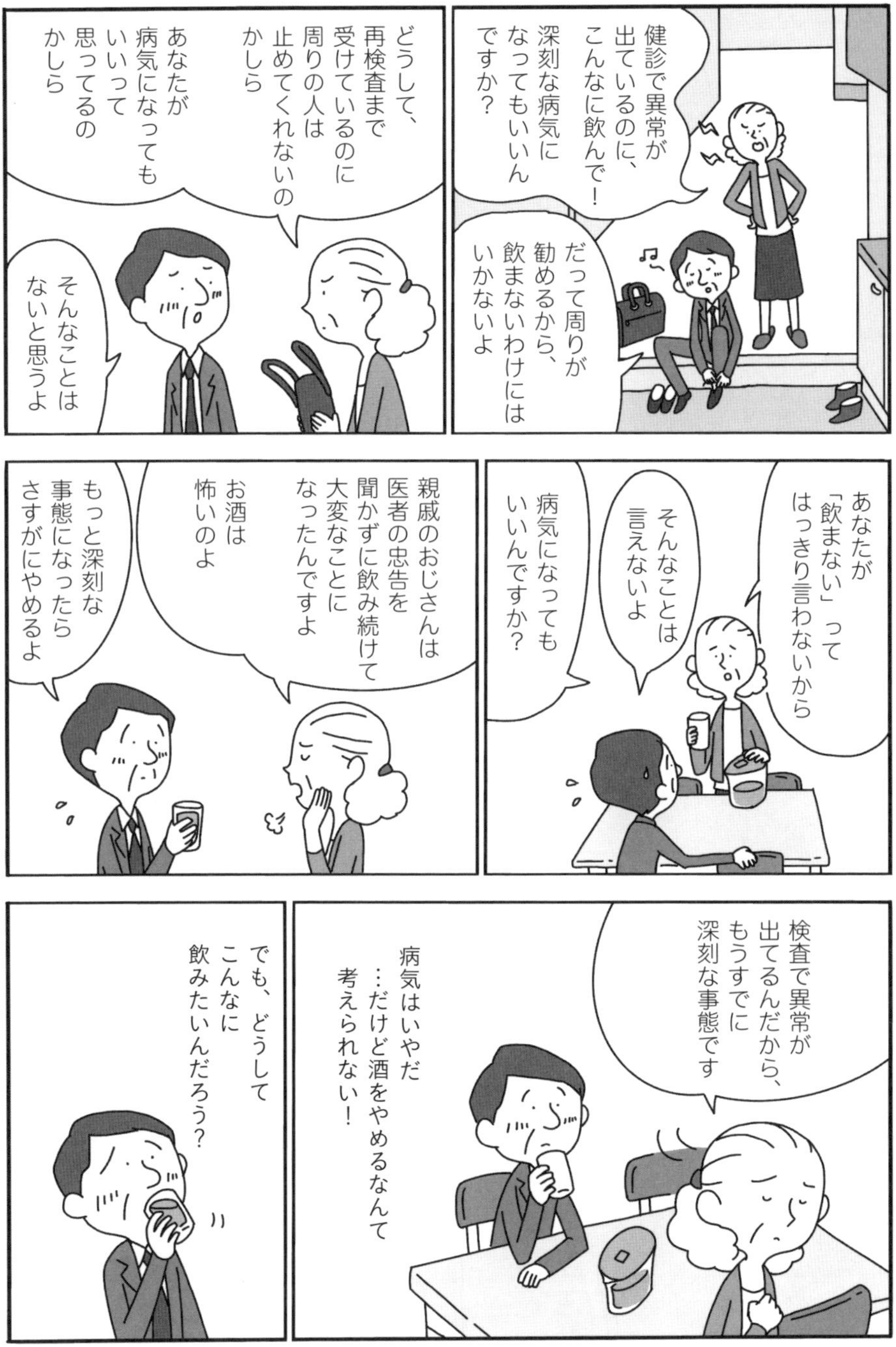
健診で異常が出ているのに、こんなに飲んで！深刻な病気になってもいいんですか？
だって周りが勧めるから、飲まないわけにはいかないよ
どうして、再検査まで受けているのに周りの人は止めてくれないのかしら
あなたが病気になってもいいって思ってるのかしら
そんなことはないと思うよ
あなたが「飲まない」ってはっきり言わないから
そんなことは言えないよ
病気になってもいいんですか？
親戚のおじさんは医者の忠告を聞かずに飲み続けて大変なことになったんですよ
お酒は怖いのよ
もっと深刻な事態になったらさすがにやめるよ
検査で異常が出てるんだから、もうすでに深刻な事態です
病気はいやだ…だけど酒をやめるなんて考えられない！
でも、どうしてこんなに飲みたいんだろう？

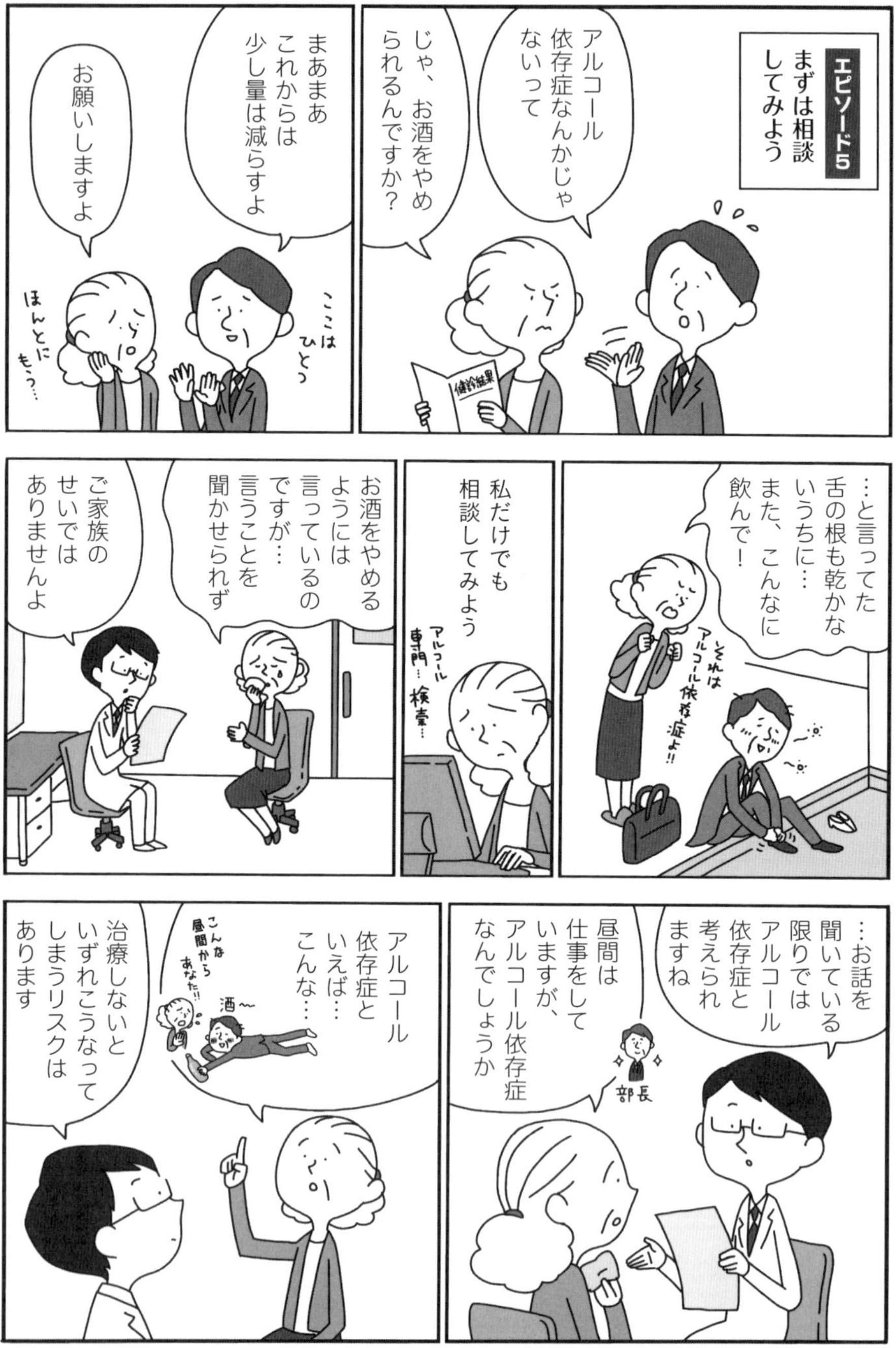
エピソード5
まずは相談してみよう
アルコール依存症なんかじゃないって
じゃ、お酒をやめられるんですか？
健診結果
まあまあこれからは少し量は減らすよ
ここはひとつ
お願いしますよ
ほんとにもう…
…と言ってた舌の根も乾かないうちに…また、こんなに飲んで！
それはアルコール依存症よ!!
私だけでも相談してみよう
アルコール専門… 検索…
お酒をやめるようには言っているのですが…言うことを聞かせられず
ご家族のせいではありませんよ
…お話を聞いている限りではアルコール依存症と考えられますね
昼間は仕事をしていますが、アルコール依存症なんでしょうか
部長
アルコール依存症といえば…こんな…
こんな昼間からあなた!!
酒〜
治療しないといずれこうなってしまうリスクはあります

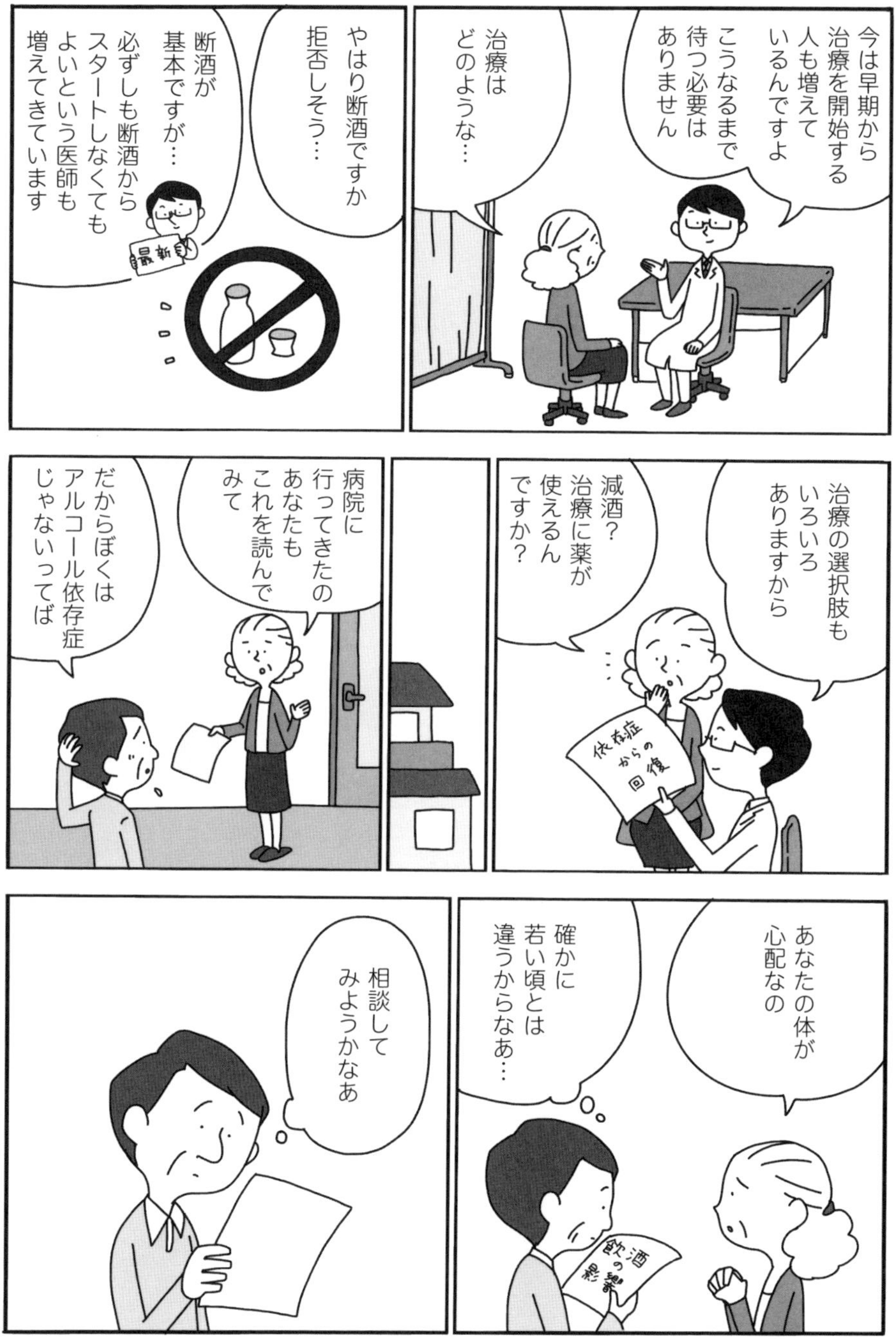
今は早期から治療を開始する人も増えているんですよ
こうなるまで待つ必要はありません
治療はどのような…
やはり断酒ですか拒否しそう…
断酒が基本ですが…必ずしも断酒からスタートしなくてもよいという医師も増えてきています
最新
治療の選択肢もいろいろありますから
減酒？治療に薬が使えるんですか？
依存症からの回復
病院に行ってきたのあなたもこれを読んでみて
だからぼくはアルコール依存症じゃないってば
あなたの体が心配なの
確かに若い頃とは違うからなあ…
飲酒の影響
相談してみようかなあ

はじめに

アルコール依存症の治療は転機を迎えています。

アルコール依存症についてはまだまだ誤解が多く、アルコール依存症と聞くと、生活が破綻し、警察沙汰になるような大きなトラブルを起こすなど、かなり重症の様子をイメージされる方が多いのですが、実際にはまだ社会生活を維持しているような軽症の患者さんの方がはるかに多いのです。しかし、そうした患者さんも、なにも対処をしないままほうっておけば、いずれ病気や失職、人間関係の崩壊など深刻な事態を招いてしまいます。

アルコール依存症に代表されるようなアルコールに関する問題を総称してアルコール関連問題といいます。アルコール関連問題は、時間を重ねるにつれて、また飲酒量に比例して問題が大きく、治療も困難になっていきます。

アルコール依存症に関しては、受診率の低さが大きな課題となっています。受診される方の多くは、かなり前から飲酒のコントロールができなくなっているにも関わらず、問題を過小評価し、受診を回避または拒否してきました。先述のような重大な事態を起こして、初めて受診してきています。それでも治療が必要とされる人のほんのわずかしか医療にアクセスできていません。

一方で、治療を早期から始める人が増えています。アルコール関連問題に対する知識が広まったこと、お酒を飲んでのトラブルに対して社会の目が厳しくなってきたことなどが理由として考えられます。

また、治療に関しても新しい選択肢が示されるようになってきました。

２０１８年には16年ぶりに新しい診療ガイドラインも作成されました。新しい診療ガイドラインでは「飲酒量低減」を目標とした治療についても言及されています。長い議論の末に、アルコール依存症の治療法は「断酒」しかないと決着がついたかに見えましたが、それも唯一の道ではないという考えが示されています。断酒は安全、確実な治療法ですが、断酒しかないことが患者さんを治療から遠ざけている面も否定できません。すべてやめられなくても、少しでも害を少なくしていこうという考えがあってもよいでしょう。

より多くの患者さんが治療にアクセスできるように、それぞれの重症度や、おかれている環境に応じて、柔軟な目標設定があってもよいと考えられます。

より早期から、また個々の事情に合わせた柔軟な治療目標の設定によって、より多くの患者さんが、アルコール依存症の悪循環から抜け出し、それぞれの生活を取り戻すことが期待できます。

本書がその一助となれば幸いです。

序章 もしかしてアルコール依存症？

エピソード1 飲んだ翌日、みんなの視線が冷たい …… 4

エピソード2 これくらいアルコール依存症なんかじゃない？ …… 6

エピソード3 飲酒を人のせいにしてしまう …… 8

エピソード4 健康に影響が出ているが、まだ平気？ …… 10

エピソード5 まずは相談してみよう …… 12

はじめに …… 14

第1章 変化するアルコール依存症治療 …… 26

アルコール依存症の人は多く、治療が必要 …… 26

◆アルコール依存症の人は100万人以上 …… 26

◆アルコール依存症でなくても治療を …… 27

飲酒の影響 …… 29

◆適度な飲酒とは……29
◆適量を超えると多くのデメリット……30
なぜ飲んでしまうのか……35
◆依存の形成……35
◆止めることの難しさ……38
より早い段階での治療開始……40
◆社会の目は厳しくなっている……40
◆一方で治療を受けない人は……41
◆どの段階でも治療は効果がある……42
広がる治療選択肢……44
◆基本的には断酒……44
◆節酒と断酒の議論……45
◆断酒治療一択の問題……47
◆減酒治療という選択肢……49
◆減酒治療のメリット……51

第2章 飲酒がひき起こす問題

お酒を飲むとき、なにが起きているか …… 54
◆アルコールの消化と吸収 …… 54
◆肝臓でのアルコール分解酵素は二段階 …… 55
◆酩酊の症状 …… 57
◆酔いがさめるまで …… 60
◆二日酔いと悪酔い …… 61
酒乱と酒癖 …… 64
◆複雑酩酊・病的酩酊 …… 64
◆酩酊と犯罪 …… 66
コラム 危険な急性アルコール中毒 —— 67
アルコール依存症の症状 …… 69
◆アルコール依存症の症状 …… 69
◆依存の生物学的作用 …… 70
アルコール依存症の人の心理 …… 75

◆回復や支援を難しくする心理特性……75
◆専門家による治療しかない……78

第3章 アルコール依存症で受診する

アルコール依存症で受診する……80
◆アルコール依存症を疑ったら……80
◆家族だけで相談してもよい……82
◆本人の受診を促す……83
◆全身の健康状態の検査を行う……85
アルコール依存症の診断基準……87
◆診断基準は主に2種類……87
◆多量飲酒……87
◆飲酒量の単位「単位」と「ドリンク」……88
◆ICD-10　国際疾病分類第10版による診断基準……90
◆DSM-5　精神疾患の診断・統計マニュアル第5版による診断基準……92

アルコール依存症のスクリーニングテスト 95
◆スクリーニングテスト 95
◆CAGE 96
◆AUDIT (Alcohol Use Disorders Identification Test) 98
アルコール依存症の合併症 102
◆ほかの依存症 102
◆合併しやすい身体疾患 103
◆アルコール依存症と精神疾患 107

第4章 アルコール依存症の治療

アルコール依存症の治療の流れ 110
◆新しいガイドライン 110
◆入院治療で生活環境をリセット 112
◆治療の流れ 114
離脱症状の治療 116

◆アルコール離脱症候群……116
◆離脱症状の治療……117

心理社会的な治療アプローチ……119

◆リハビリ期で中心となる心理社会的治療……119
◆認知行動療法で認知の歪みを直す……121

薬物療法……123

◆新しく選択肢が増えた薬物療法……123
◆飲酒欲求を抑制する薬　アカンプロサート……124
◆抗酒薬　ジスルフィラム、シアナミド……125
◆飲酒量を抑える薬　ナルメフェン……126
◆薬物療法の効果を高めるために……128

プレアルコホリック外来……130

◆アルコール依存症予備群の人を対象とした治療……130

減酒外来……132

◆減酒による治療……132
◆減酒治療をスタート……134

◆減酒治療を続けるために …… 136
治療例「断酒に抵抗があったものの、減酒が治療の入り口に」 …… 140
治療例「治療中断の経験から治療の難しさを理解、成功の足がかりに」 …… 141
コラム 飲酒量を減らす工夫 —— 142

第5章 本人・家族ができること

コントロールを失わないために …… 144
◆アルコール依存症治療は長く続くもの …… 144
◆環境を整える …… 146
飲酒行動を記録する …… 150
◆飲酒日記をつける …… 150
◆飲酒日記の活用法 …… 151
飲酒したい気持ちとの向き合い方 …… 153
◆飲みたくなってしまったら …… 153
◆治療への決意を思い出す …… 154

◆飲みたい気持ちをやり過ごす 155
◆お酒のことを考えてしまう時間を減らす 157
◆飲んでしまったら 158

支援者が知っておくべきこと 159

◆患者さんへの接し方 159
◆家族の協力 161
◆家族の相談先 162

コラム　自助グループ 164

患者さんとのコミュニケーション 165

◆毅然とした態度を 165
◆世話焼き行為からのイネイブリング 166
◆CRAFT 167
◆温かい声掛けと見守り 171
◆家族が楽になるために 172

参考文献 173

おわりに 174

装丁・ＡＦＴＥＲＧＬＯＷ
本文デザイン・ＤＴＰ　ホップボックス
漫画・イラスト　ホップボックス

第1章

変化するアルコール依存症治療

アルコール依存症治療は大きな転機を迎えています。

そのキーワードとなるのは、プレアルコホリックからの積極的な医療介入である「早期の治療開始」と、断酒だけではなく新薬などを利用した減酒も視野に入れた「治療選択肢の多様化」です。

アルコール依存症の人は多く、治療が必要

アルコール依存症の人は100万人以上

「依存」とは、不健康な生活習慣をくり返し行い、やめたくてもやめられず、生活になんらかの支障を来している状態です。飲酒に依存している状態をアルコール依存症といいます。アルコール依存症は患者数が100万人を超えている非常に身近な病気です。

しかし、患者さんのうち、アルコール依存症の治療を受けている人は1割にも満たず、ほとんどの患者さんは未治療です。

しかし、アルコール依存症を始めとする、アルコール関連問題を放置することはできません。

ご存知の通り、お酒の飲みすぎはさまざまな病気につながります。事故やトラブルにあうことも増えます。病気以外にも酩酊《めいてい》（酒酔い）による転倒や転落、事故の心配もあります。そのほかの社会的損失も見過ごせません。周囲の人にも影響があります。家族や職場の人に迷惑をかけるなど、本人だけの問題ではすみません。

※アルコール依存症の症状を持つ人

しかし、やめようと思ってもやめられないのが依存症です。トラブルが起きた直後は「もう飲まない」と強く思うかもしれませんが、時間がたてばまた飲んでしまいます。

また家族だけでなんとかしようとしても、うまくいきません。アルコール依存症患者さんに特有の心理状態が周囲の助言を聞き入れにくくしているのです。依存症患者さんに対して、飲まないように言っても効果的ではないことがわかっています。

アルコール依存症でなくても治療を

しかしアルコール依存症は適切に治療すると確実に回復します。治療は重度の人でなくても受けられます。たとえアルコール依存症と診断がつかなくても、治療が受けられるのです。

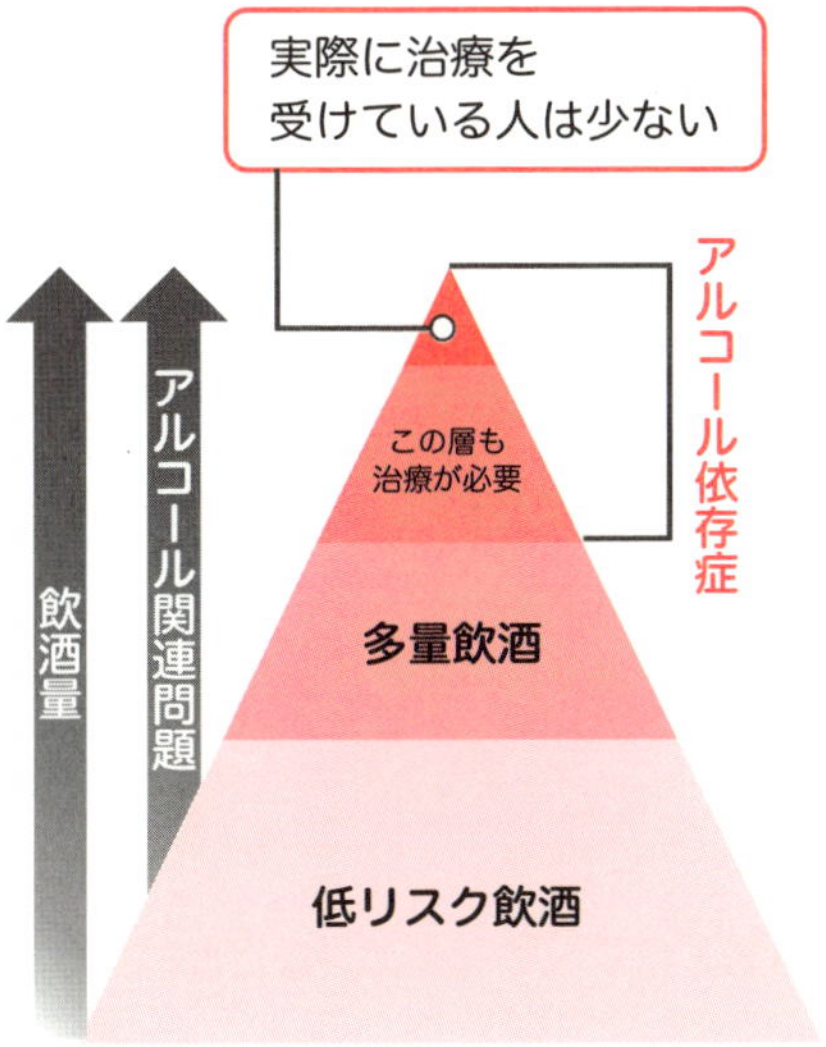

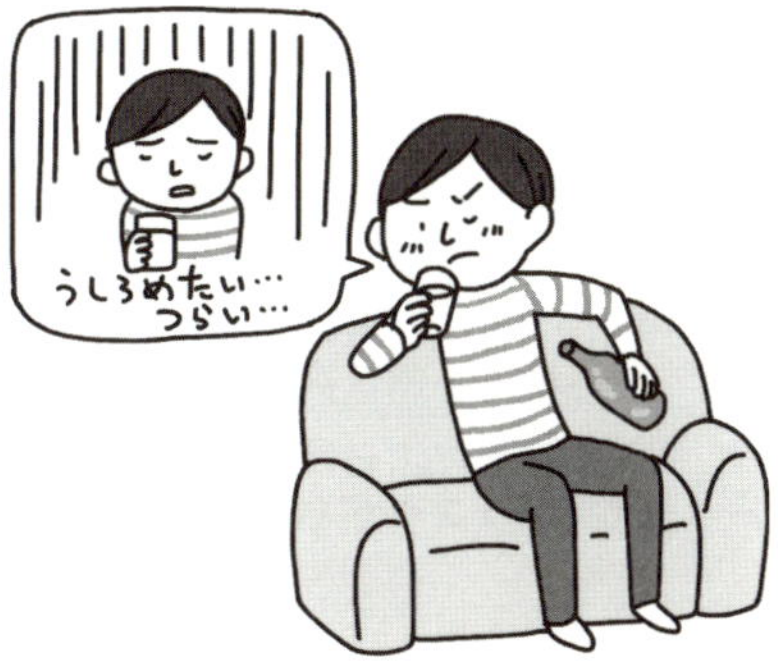

多量飲酒

1日平均約60gを超える純アルコールを摂取している

飲酒による健康の問題、生産性の低下などのリスクがあるアルコール依存症の診断基準に該当するほどではなくても、「アルコールが原因でなんらかの問題が生じている人」を未治療のまま放っておくと一定の確率でアルコール依存症に進行していきます。

また、治療はなるべく早期から始めたほうが効果も高く、問題も少なくて済みます。

逆に、重度のアルコール依存症と診断されるような人でも、飲酒をやめると目に見えて健康状態、精神状態がよくなっていきます。

アルコール依存症に対する医療支援の対象者として下の表のような方があげられます。

アルコール依存症に対する医療支援の対象となる人

- 現在問題があらわれている
- アルコールの有害な使用パターン
- 飲酒により心身の健康が損なわれている状態
- 今は飲酒による問題がないが将来リスクがある

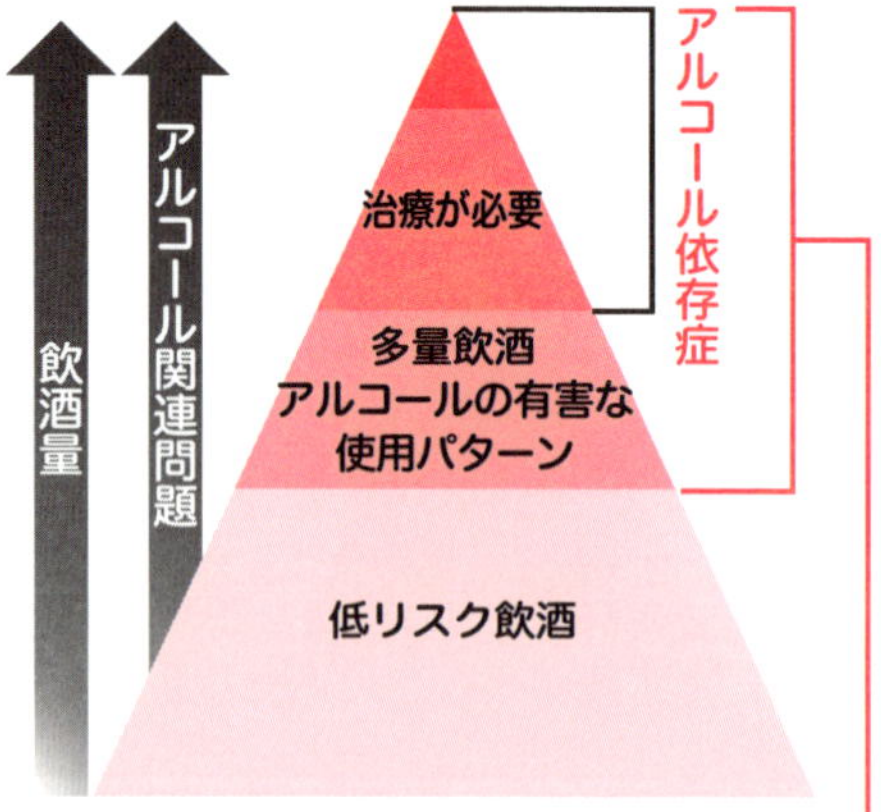

飲酒に関してなんらかの問題を持っている人はすべて治療の対象になる

飲酒の影響

適度な飲酒とは

ここであらためて、お酒の影響について見直してみましょう。

飲酒は心身にさまざまな影響をもたらします。適量であればリラックスする、気分がよくなる、不安な気持ちが軽減するなどメリットといえる部分もあります。

少量の飲酒により血液が固まりにくくなり、脳梗塞、狭心症などにもなりづらくなるという研究もあります。お酒を飲むことで会話がはずんだり、場の雰囲気がよくなるといったこともよく聞かれます。

お酒は広告やテレビ、映画などのメディアで美味しいもの、よいものとして取り上げられ、あたかも大人の生活には欠かせないものであるかのようなイメージを持つこともあるでしょう。

お酒を飲みたいと考える人のほとんどは、こうしたことのためにお酒を飲んでいると考えられます。

しかし、こうしたメリットは適量、つまり飲酒量が少ない場合です。適量を超えるとデメリット、悪い影響のほうが大きくなります。

厚生労働省が作成した「健康に配慮した飲酒に関するガイドライン」では、お酒はそれぞれ含有する純アルコール（エタノール）の量が異なりますが、この純アルコールの量にして1日平均約20g程度を適量の目安にしています。

主な酒類の換算の目安を次ページにまとめましたが、これを見ると、適量というものが非常に少ない量であることがわかります。たとえば、ビールをジョッキでおかわりしたり、日本酒をお銚子何本も飲んだりすると、すでに「飲みすぎ」なのです。この適量を知らずに飲酒している人は多く、成人の約半数という調査もあります。

なお、一般に女性や高齢者はアルコールの影響を受けやすく、ここで示す量よりも少ない飲酒量に留めるべきと考えられます。

適量を超えると多くのデメリット

世界保健機関（WHO）によるとアルコールは200種類以上の健康被害をひき起こしています。アルコールの「有害な使用」により、病気や事故、犯罪などで1年に260万人が亡くなり、これは全死亡者数の4・7％に当たるという報告もあります（WHO Global status report on alcohol and health 2024）。

適度な飲酒量：主な酒類の換算の目安

適度な飲酒 ＝ 1日平均純アルコールで約20g程度

ビール	500mL（中瓶1本）
日本酒	1合弱
焼酎（25度の場合）	100mL
ウイスキー	60mL（43度の場合 ダブル1杯）
ワイン	180mL（14度の場合 ボトル4分の1本）

適度な飲酒量はとても少ない

純アルコール量（g）の計算式

お酒の摂取量（mL）×［アルコール度数（%）÷100］×0.8※

※アルコールの比重を0.8とする

生活習慣病のリスクを高める飲酒

男性40g/日　女性20g/日

昔からよく「酒は百薬の長」などといいますが、医学的にはなんの根拠もない言葉です。

多量飲酒（1日約60gを超える純アルコール）は全身の臓器・器官に悪い影響を及ぼし、肝臓疾患、糖尿病、がん、認知症など深刻な病気の原因になります。本書のテーマである「アルコール依存症」も飲酒によって脳や神経に変性が生じて起こる病気の一つです。多量飲酒を長期化させることにつながり、さらに多くの病気リスクを高めます。

そのほかの飲酒による病気リスクについては、第3章でもお話しします。

飲酒により、事故にあうリスクも高くなります。飲酒による直接の死因として、心臓疾患と糖尿病に続いて多いのは、交通事故や転倒、転落による負傷などの事故で、20・9％にものぼります。

アルコールによる病気以外のリスク

- 事故
  - 転倒・転落・溺れる
  - 交通事故
- 犯罪
  - 飲酒運転・けんか・暴力・窃盗
- DV、虐待
- 社会的信用の低下
  - 失敗・記憶喪失（ブラックアウト）

飲酒しなければ遭遇しないリスク

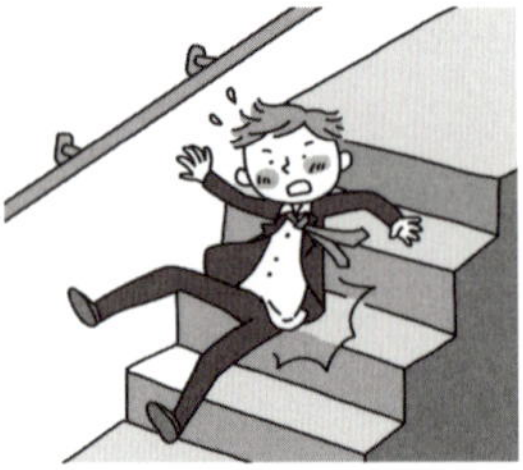

けがのほか、酔っ払って外で眠り込んでしまい低体温症に陥るなどのケースもよく聞かれます。吐いたものを喉につまらせる窒息や風呂などで溺れる溺水《できすい》事故も飲酒関連事故として知られています。入浴中の溺死、溺水は心臓疾患によるケースも多いのですが、飲酒時にはさらにそのリスクが高まります。

飲酒によって、判断力や注意力、理性が低下することから、ものをなくす、置き忘れる、壊す、盗まれるなどの経済的な損失が生じる場合もあります。

経済的な損失では飲酒や、飲酒による体調不良やけがのために生産性が落ちたり、仕事ができなくなったりすることによる損失もあります。

また、経済的な損失は仕事に限らず、家事や育児、介護などができないといった影響も考えられます。

２０１２年の厚生労働省研究班の調査によると、病気やけがの治療費なども含めたアルコールによる社会的損失は年間に４兆１４８３億円にもなります。

暴力、飲酒運転、窃盗、性暴力などの犯罪にもアルコールがからんでいることが少なくありません。とくに飲酒運転の再犯率は高く、くり返される飲酒運転とアルコール依存症には関連があると考えられています。

酩酊時に犯罪の被害者になってしまうこともあります。

飲酒時の言動で人間関係が悪くなったり、社会的信用を失ってしまうこともあります。

医学雑誌『Ｌａｎｃｅｔ』にも掲載されたイギリスの研究では、使用している本人、または周囲の人にもっとも多くの悪影響をもたらす物質はアルコールであり、アルコールの有害性スコア72は、２位のヘロインの55、３位のコカインの54など違法薬物と比べても群を抜いているという報告でした。

飲酒時の記憶を部分的、または全体的になくしてしまうことをブラックアウトと呼びますが、これにより飲酒時の加害、被害を思い出せないことがあり、実際には自覚している以上の損失をこうむっているケースもあるのではないでしょうか。

なお、これらの飲酒によるリスクは、お酒を飲みさえしなければ遭遇しないリスクともいえます。

アルコールによる社会的損失

肝臓病・脳卒中・がんなど飲みすぎによる病気やけがの治療	1兆226億円
病気や死亡による労働損失と、生産性の低下などの雇用損失	3兆947億円
自動車事故・犯罪・社会保障など	約283億円など
	4兆1483億円

尾崎米厚 厚生労働科学研究 2012

なぜ飲んでしまうのか

依存の形成

ここまで飲酒の影響について見てきましたが、細かいことはともかく、だいたいのことは、皆さんもなんとなく知っていたことばかりなのではないでしょうか。実際のところ、飲酒に悪い面があることはどなたでもわかっているのです。しかし、これほどデメリットが大きいのになぜ飲みすぎてしまうのでしょう。

それは先ほどお話ししたような小さなメリットがあるからとも考えられます。また、自分は飲酒をしても失敗しない、飲みすぎる前に止めることができる、と楽観的に考えていることもあるでしょう。

しかし、それ以上にお酒にはもっと飲みたくなる、飲まずにはいられなくなるような性質があります。

最初はお酒自体を楽しい、美味しいなどの理由で飲みます。お酒には脳に快感をもたらす作用があるので、また飲みたいと考えます。飲酒が習慣化するうちに耐性ができて、最

依存の形成

「お酒に強くなった」は依存の第一歩

酒を楽しむために飲む

↓

自分ではコントロールできると思っている

耐性ができる

量が増える ↓

トラブルを経験した時点で手を打たないと・・・

渇望・習慣化する

↓

飲まないと不快
飲まずにいられなくなる

さらに飲酒量が増える

↓

連続飲酒（39 ページ）

離脱症状

現実の生きづらさがさらに飲酒に拍車をかける

放置すると飲酒量が増え害も大きくなる

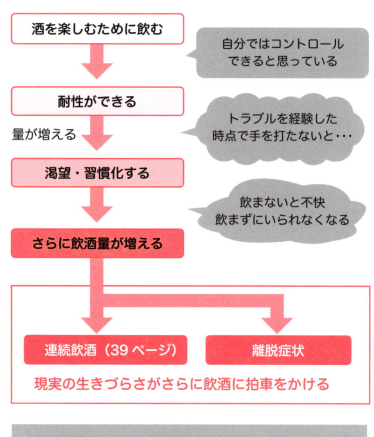

初と同じ量では酔えなくなります。

「お酒に強くなった」などと肯定的に考えがちですが、依存症への第一歩です。一見酔っ払いにくくなったように見えても、あらわれる反応が鈍くなっただけで、アルコールの影響に対して脳や臓器が強くなることはありません。

たくさん飲まないと快感を得られないので、お酒を飲んでいても「もっと飲みたい」と感じます。この飲酒欲求の亢進《こうしん》効果により、飲酒量の増加につながります。

この状態になると、ほどよいところで飲酒をやめられません。飲み始めると止まらなくなります。こうして飲酒量は増えていきます。

通常、飲酒量が増えることでトラブルにもあいやすくなりますが、トラブルが少しでもあった段階で手を打たないと、この後はアルコール依存症に向かってまっしぐらに突き進んでいくことになります。やがて、お酒を飲んでいないときの判断力も低下し、時と場所を選ばず飲酒するようになっていきます。

多量飲酒が習慣化すると、今度はお酒を飲まないでいるときに離脱症状《りだつしょうじょう》という不快な症状が起きるようになります。主な離脱症状は手やからだの震え、発汗、吐き気、血圧の上昇、イライラ感、集中力の低下、幻聴、幻覚などで、飲酒をやめてから数時間であらわれ始めます。数日してからあらわれる症状もあります。

離脱症状の不快感から逃がれるために、さらに飲酒をしてしまう悪循環に陥ります。

止めることの難しさ

依存状態になると、判断力の低下や渇望、離脱症状のために自分でお酒を飲むことをコントロールすることが難しくなります。健康によくないとわかっていても飲み続けてしまいます。

また、周囲の忠告にも耳を貸さなくなります。「お酒を飲むのはやめたほうがいいよ」といわれても、素直に聞き入れることはありません。反発したり、隠れて飲んだりするようになります。

飲酒を正当化したり、悪影響を否定したり、問題が起きても人のせいにしたりして、反省しなくなる様子も見られます。本人もこのままではよくないことはわかっていますが、問題から目を背け、誰かに助けを求めることも

依存状態では周囲が止めることは難しい

人に隠れて飲む

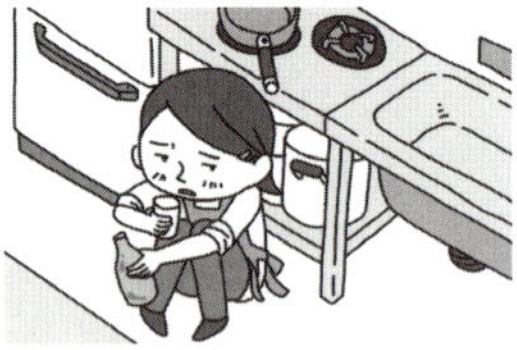

お酒の害を認めない

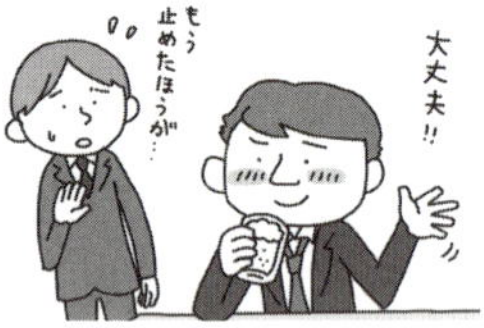

孤立する

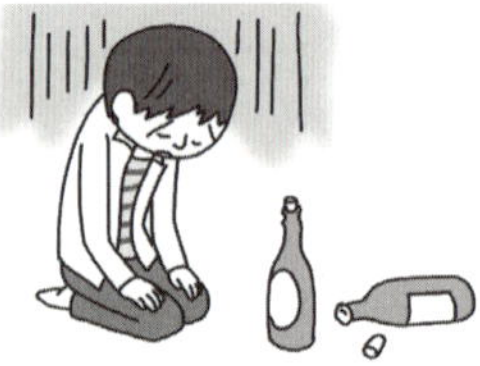

飲酒やトラブルを人のせいにする

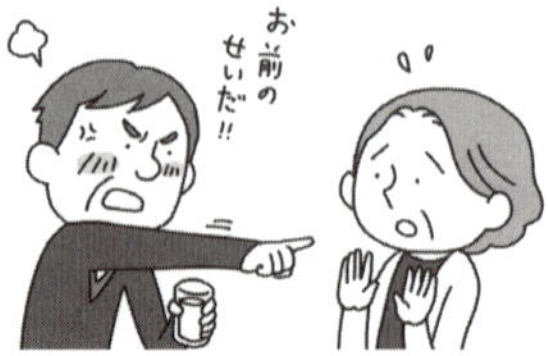

しなくなります。孤立により一層飲酒に拍車がかかってしまうこともあります。

飲酒量も増えていきます。アルコール依存症が進行すると「連続飲酒」といって、短い間隔で飲酒をくり返す状態になります。酔いつぶれて眠ってしまうまで飲んだ後、目を覚ますとまた飲むというような、飲酒に切れ目のない状態です。

一日の大半を飲酒のことを考えて過ごすようになり、生活は破綻し、健康状態も相当に悪くなっていきます。

このように依存症が進行するにつれて、飲酒をコントロールできなくなり、また止めることも難しくなっていきます。ですから、アルコール依存症の治療はなるべく早く始めたほうがよいのです。

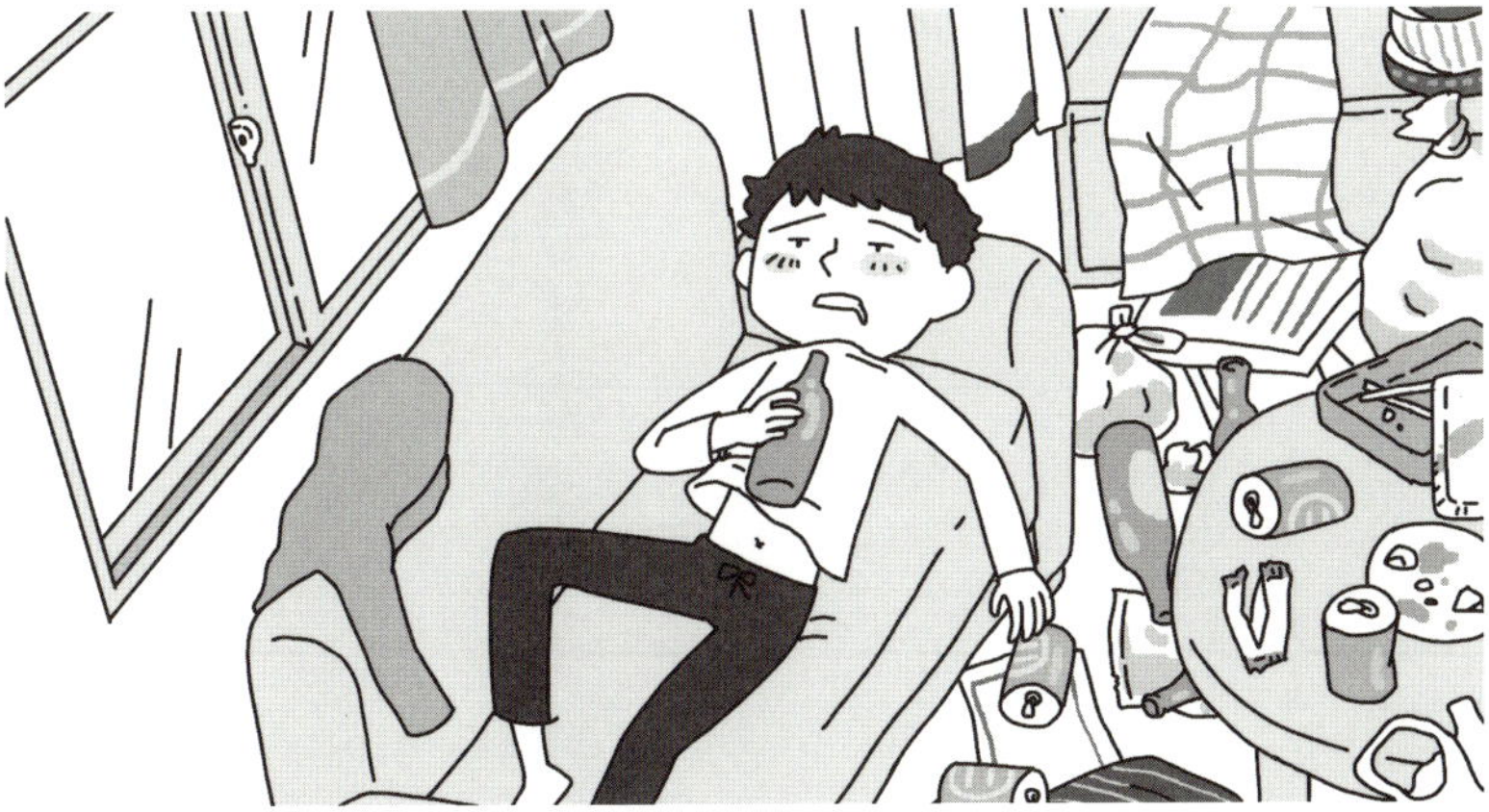

連続飲酒

短い間隔で飲酒をくり返す
酔いつぶれて眠った後、起きて再び飲酒をすることも

より早い段階での治療開始

社会の目は厳しくなっている

昨今、アルコール依存症治療の現場では、徐々にではありますが、より早い段階から治療を開始する人が増えてきています。

アルコール依存症と診断がつくほどではないものの、アルコールの問題を抱えてはいるアルコール依存症予備群の状態で、治療を開始する人が多くなっているのです。

これには、アルコールによるトラブルに対して世間の目が厳しくなっている背景もあるでしょう。

昔はお酒の席での失態は、ある程度大目に見られていたところがあります。お酒を大量に飲むと「酒豪」などともてはやされることもありましたが、今は批判的に見られることが多くなりました。若い人を中心にお酒の席を敬遠する人も増えてきましたし、他人にお酒を強引に勧めることも「アルハラ（アルコールハラスメント）」として非難されます。

現在はアルコールがさまざまなトラブルをもたらすことを知っている人も増えていま

す。また、自己責任に対して厳しい見方をする人も増えてきました。

著名人や芸能人の飲酒上のふるまいがニュースで大きく報じられ、厳しい目が向けられています。お酒でトラブルを起こすと、昔よりも社会的ダメージが大きくなっているのではないでしょうか。

こうしたお酒に対して一歩引いた冷静な見方も、アルコール依存症治療の早期開始を後押ししているといえるでしょう。

一方で治療を受けない人は

アルコール依存症が進行するほどアルコールを遠ざけることは難しくなります。

アルコールの問題があっても、早期に手を打たなかった人は、どんどんアルコール依存症へと進行し、コントロールしにくく

早いうちから治療を開始する人が増えてきた

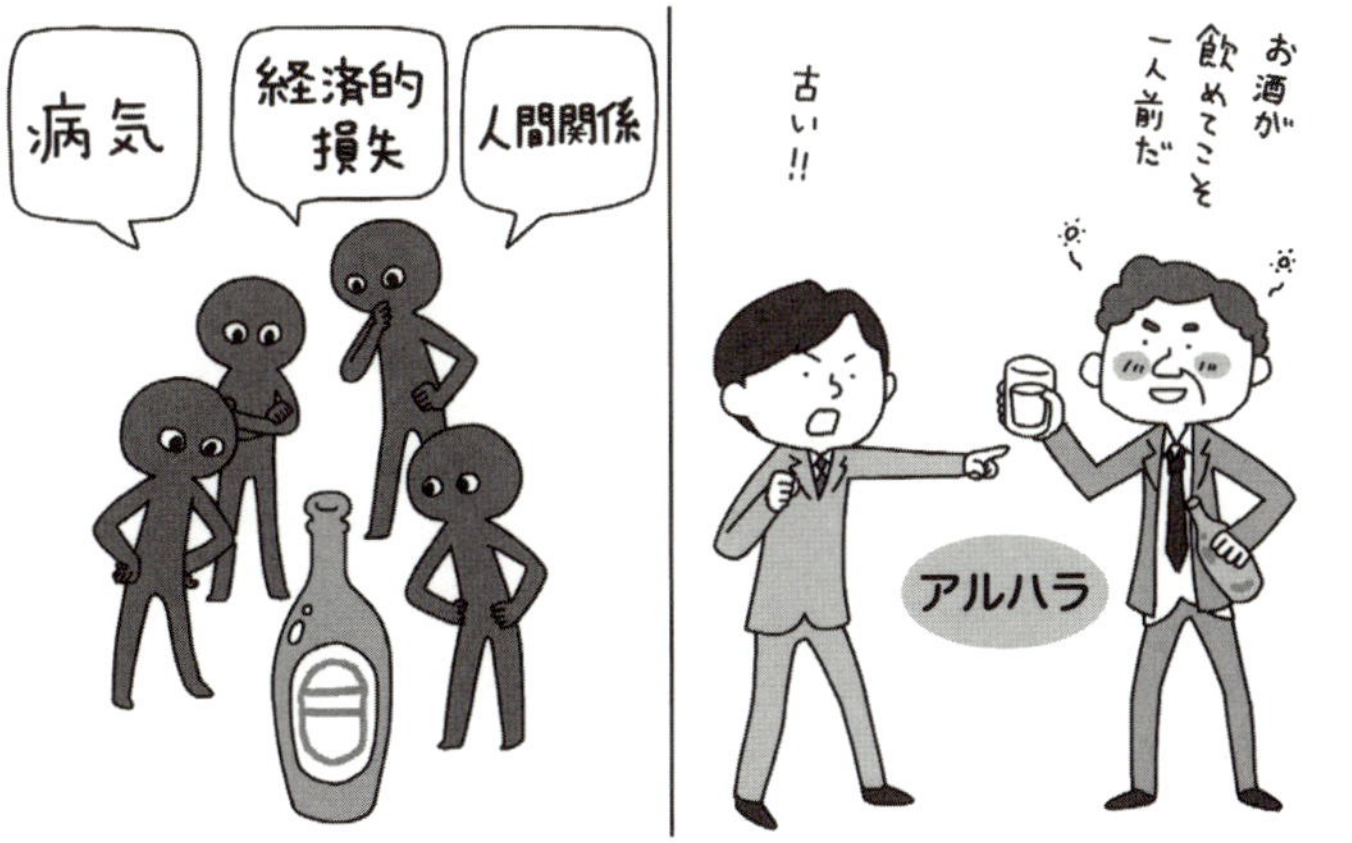

- 社会の目が厳しくなった
- 知識が広まっている

なります。しだいに本人も飲酒を止めようとする人を避けるようになり、さらに支援が遠のいてしまいます。

アルコール依存症の治療では、治療が必要な人の受診率が非常に低いことが問題になっています。

未治療でいる間にも、アルコールの影響は心身や家計、人間関係、生活全般にも広がり、そして本人だけではなく家族など身近な人にも及んでいきます。

アルコール依存症は周囲への影響が大きいことも問題です。とくにアルコール依存症患者がいる家庭での、子どもへの精神的・身体的影響は深刻なものになりがちです。こうした家庭の多くで、家族の機能不全、家庭内での暴言、暴力、子どもの学習能力や情緒面への悪影響を経験しています。

こうした状況が長く続くほど、アルコールの影響は大きく積み重なっていきます。ですから、アルコール依存症の治療はなるべく早期に開始するほうがよいのです。

どの段階でも治療は効果がある

アルコール依存症治療の対象者は重度のアルコール依存症に限りません。一部の薬物療法を除けば、アルコール依存症予備群の状態でも医療機関で治療を受けることができます。早期であればあるほど、アルコールからの悪影響も少なくて済み、治療の選択肢も多く、治療効果も高くなります。

しかし、いかなる段階でもアルコール依存症の治療を始めることは必ず効果があります。たとえ重度のアルコール依存症だとしても、治療に意味がないということはありません。抑制が効かず、すでに生活が破綻《はたん》しているような人でも、アルコールを断つことによって平穏な生活を取り戻すことができます。

健康状態も改善可能なものがたくさんあります。脳や臓器へのダメージも回復することがあります。

なによりもお酒を飲まないことで、これ以上の飲酒によるトラブルがなくなります。

治療のための第一歩は専門家に相談することです。

いつでも治療を始められる

早期に治療を開始すると…	**害が少なくて済む** →治療が効果をあらわしやすい
たとえすでに重度のアルコール依存症であっても	**お酒をやめることで体の機能は回復する** →決して遅すぎることはない →お酒による害をこれ以上増やさずに済む

広がる治療選択肢

基本的には断酒

アルコール依存症の治療は基本的には「断酒《だんしゅ》」が必要になります。一切お酒を断《た》って、アルコールからの影響をゼロにするのです。くり返しになりますが、お酒を飲まなければお酒によるトラブルは起きないのです。

「少しなら…」と思うかもしれませんが、先ほども述べたようにアルコール自体に、飲酒欲求を亢進する働きがありますから、アルコール依存症の人が「少しだけ…」と思って飲んだりすると、少しだけで終わらせることはできません。飲みたい欲求がどんどん高まってきて、コントロールできなくなり、結局飲みすぎてしまうのです。

そのことで本人の治療意欲がすっかりなくなって、また飲酒を始めてしまうことも珍しくありません。何週間も何ヵ月も飲まずにいたとしても、1回の飲酒で治療を挫折してしまうことがあるのです。

ですから、アルコール依存症の治療はお酒を一切飲まない「断酒」が基本です。

節酒と断酒の議論

長年、医学会ではアルコール依存症の治療として、節度ある飲酒量にコントロールする「節酒《せっしゅ》」について議論されてきました。

たとえば1973年のSobell & Sobell「節酒トレーニング」と呼ばれる調査報告では、70名のアルコール依存症者を「節酒」と「断酒」それぞれを目標とするグループに分け、どちらのグループにも行動療法を行ったところ、その後2年間のフォローアップ期間中「良好に機能した日」が多かったのは「節酒」目標グループだったそうです。このことからトレーニングをすれば節酒でも回復可能な可能性があると結論づけられました。

このほかにも節酒による治療が可能だとする研究は数多く、くり返し報告されました。

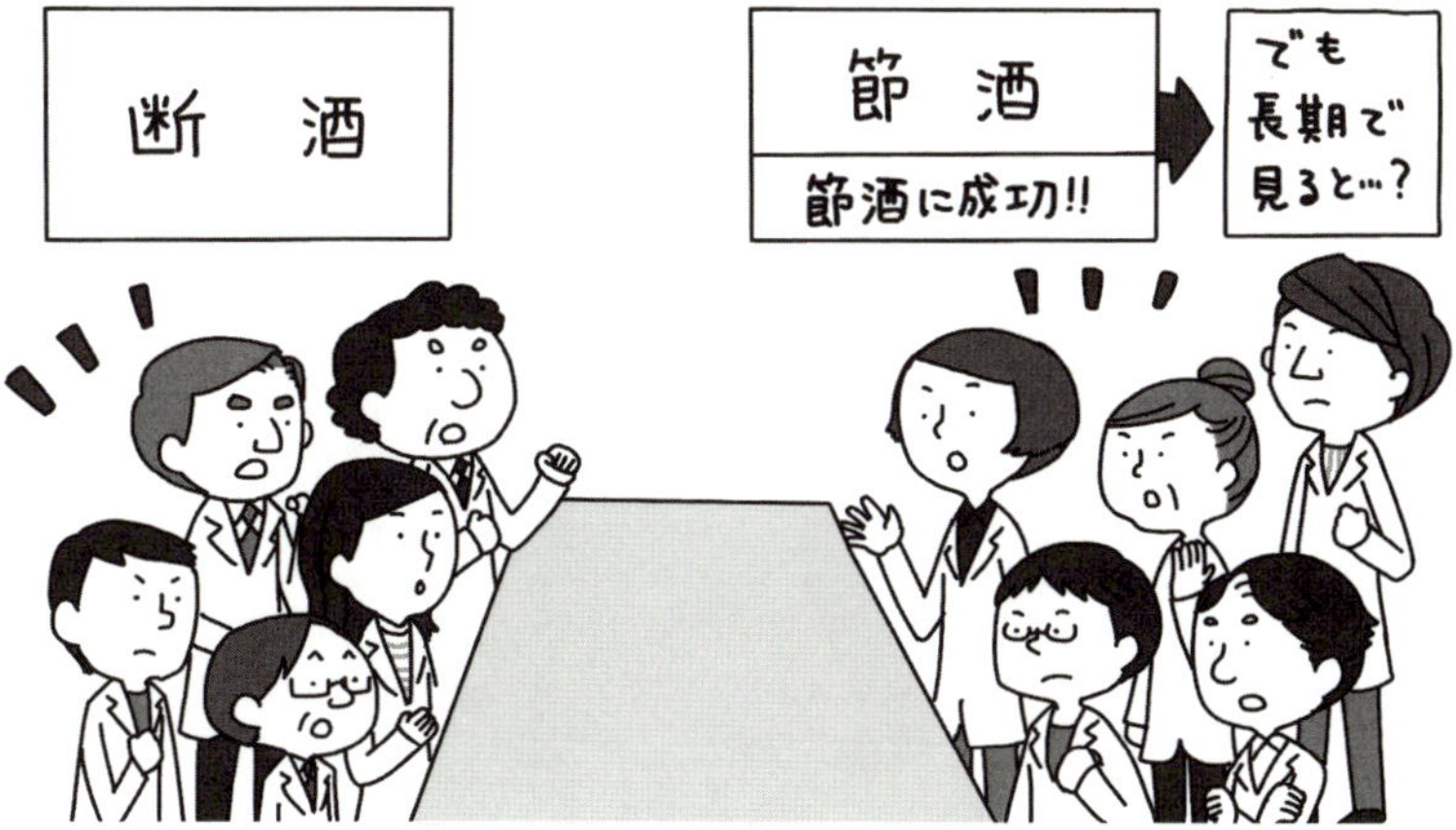

しかし、さきほどのSobell & Sobell「節酒トレーニング」についていえば、この調査報告後のさらに10年の長いフォローアップでは、節酒グループのほとんどが適切なアルコール使用、つまり、治療に失敗したという調査結果が出てしまいました。

　このほかの節酒によるアルコール依存症治療を肯定していた研究も、長期的に追っていくと、結局は否定されてしまう結果になることが続きます。

　くり返されてきた「節酒」対「断酒」の議論でしたが、近年では「やはり断酒しかない」と結論づける専門家も多くなっていました。節酒の是非を巡る議論はされ尽くしたといったような論調が目立っていましたが、ここへきて「減酒《げんしゅ》」という選択肢が検討されるようになっています。

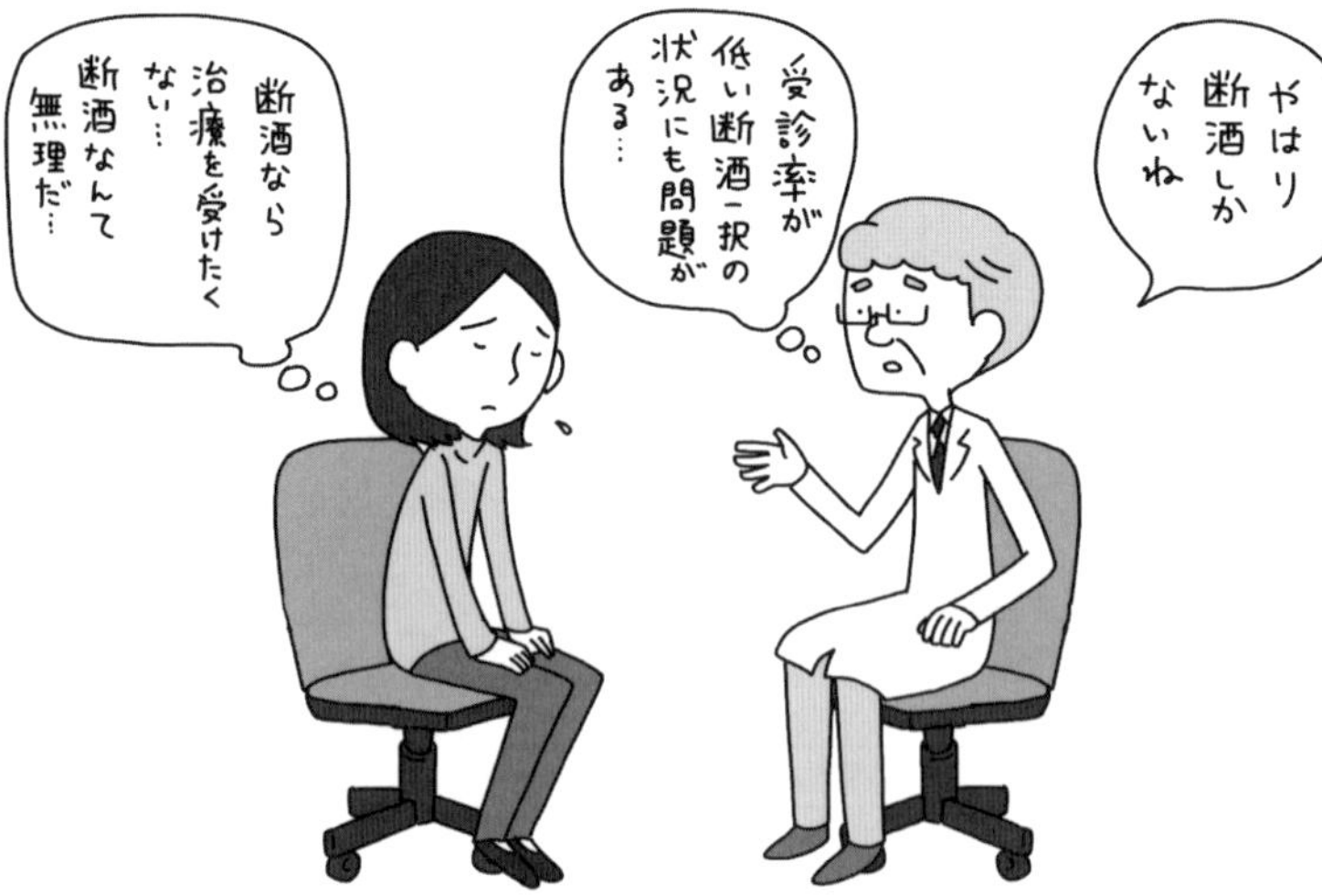
やはり断酒しかないね
受診率が低い断酒一択の状況にも問題がある…
断酒なら治療を受けたくない…
断酒なんて無理だ…

断酒治療一択の問題

アルコール依存症の治療に「断酒」しかない状態には問題もあります。

前にも述べたようにアルコール依存症は受診率が低いことが問題です。アルコール依存症患者さんのなかには、「お酒が一切飲めない」と聞くと強い抵抗感を示す人もいます。あくまでもアルコール依存症の治療の基本は断酒ですが、「断酒しかない」となると、すべての人に必要な治療が届かなくなってしまう問題があるのです。

また、まったくの未治療よりは、少しでもお酒の量を減らすことが健康度の上昇につながると考える医療者も少なくはなく、それを裏付ける研究も出てきました。

そして、アルコール依存症患者さんのなかには、アルコールの量を徐々に減らすことを経て、最終的に断酒に至るという経過をたどる人もいます。

近年「基本的には断酒するべきだが、断酒を実行することが難しいような場合には飲酒による害を少しでも減らすために、減酒という選択肢も示す」という治療法が検討されるようになってきています。

さまざまな国際的なアルコール依存症治療に関するガイドラインでも、飲酒量を減らすという「減酒」について言及されるようになってきています。

新たな選択肢「減酒」

ハームリダクション

害のある行動や習慣をただちにやめることができないとき、
少しでも受ける害を減らそう

↓

アルコール依存症の治療においては飲酒量の低減

まったくの未治療よりは少しでも飲酒の害を減らすほうがよい

- 減酒をきっかけとして、治療を開始できる人がいる
- 治療と向き合い続けるうちに最終的に断酒できるようになる人も

治療目標ごとの達成度

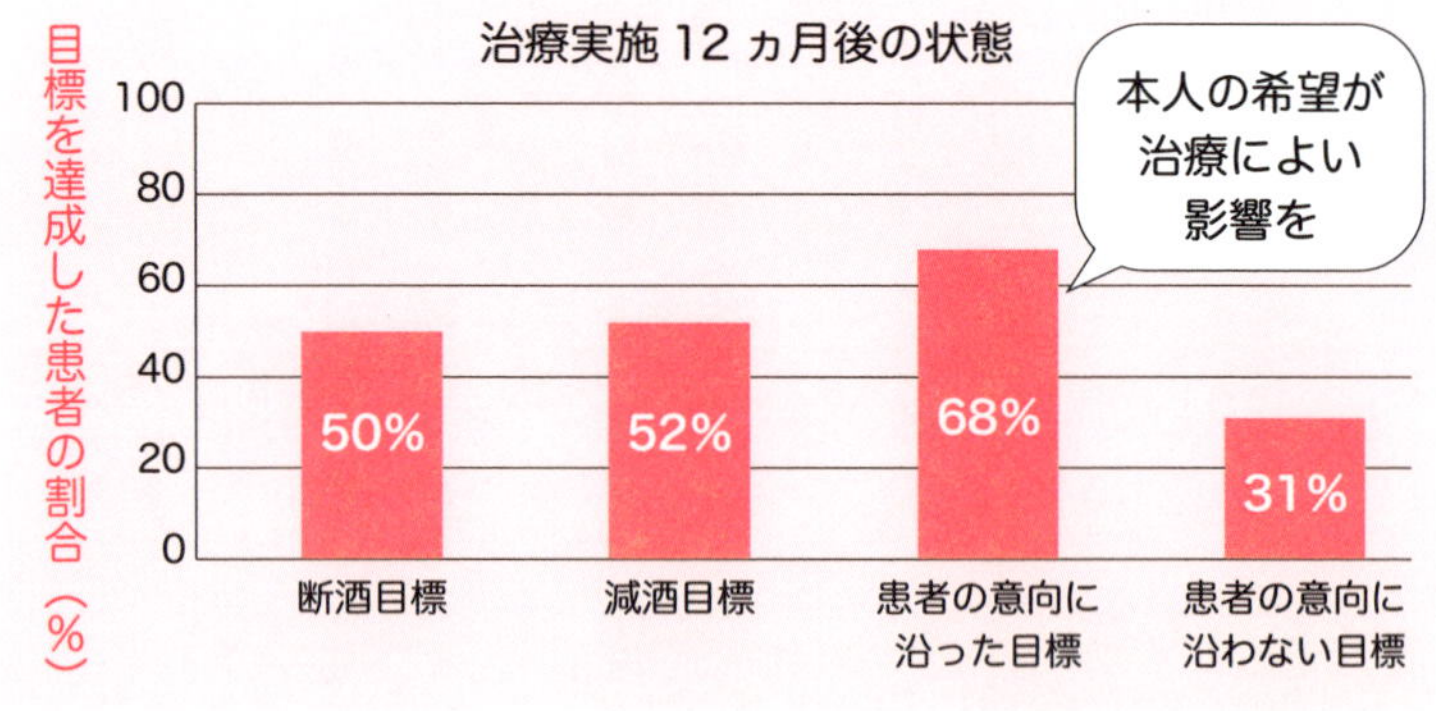

Orford J et al.Br J Addict,1986.

目標が「減酒」か「断酒」かということよりも、患者さん本人の意向に沿った目標であることのほうが、その後の転帰に影響がある。

減酒治療という選択肢

治療に抵抗を感じる患者さんのなかには、「治療を受けると、断酒を強要される」というイメージがあるのでしょう。

一方で、アルコール依存症治療の専門医の3分の2は「節酒（減酒）を中間的な目標にしてもよい」と考えているという調査もあります。つまり、最終目標は断酒であったとしても治療を開始するときは節酒を目標にするところから始めてもよいという考え方です。

アルコール依存症の専門科を持つ久里浜医療センターでは、2017年4月に減酒を治療目標に取り入れた「減酒外来」を開設しました。開設以来、治療を希望する患者さんが非常に多く、未治療だった患者さんの治療へのアクセスに役立っている印象です。

アルコール依存症の患者さんに、治療の選択肢として「減酒」も取り入れることは、より多くの患者さんの回復につながると考えられます。

ところで、世間一般の方が抱いているアルコール依存症患者さんのイメージは仕事も失い、家庭も崩壊して、身なりもかまわず、昼間から不健康に酔いつぶれているような人物像かもしれません。こうしたイメージの一人歩きは、患者さんが「自分はここまでではないからまだ大丈夫だ」という誤解につながります。アルコール依存症の治療が必要なのはこうした人たちだけではありません。

減酒外来を訪れる患者さんの多くはきちんとした仕事をしていて、世間一般でいうところの「高い地位」についている人もかなりいます。

実はこうした層は、従来、治療にアクセスしにくい層でした。昔は今よりも世間の目が飲酒による問題に対して寛大なところがあり、表面上仕事が成功していれば、アルコールによる問題があっても「それは仕方のないこと」と見過ごしてもらえる傾向があったからです。よほどの問題がなければ、アルコール依存症の治療を勧められることもなかったのでしょう。古い考えの持ち主やアルコール依存症に対する知識の少ない人ほどこのように考えて、飲酒による問題を過小評価する傾向にあります。

ですが、最近ではこうした層の受診が増え

アルコール依存症患者さんのイメージ

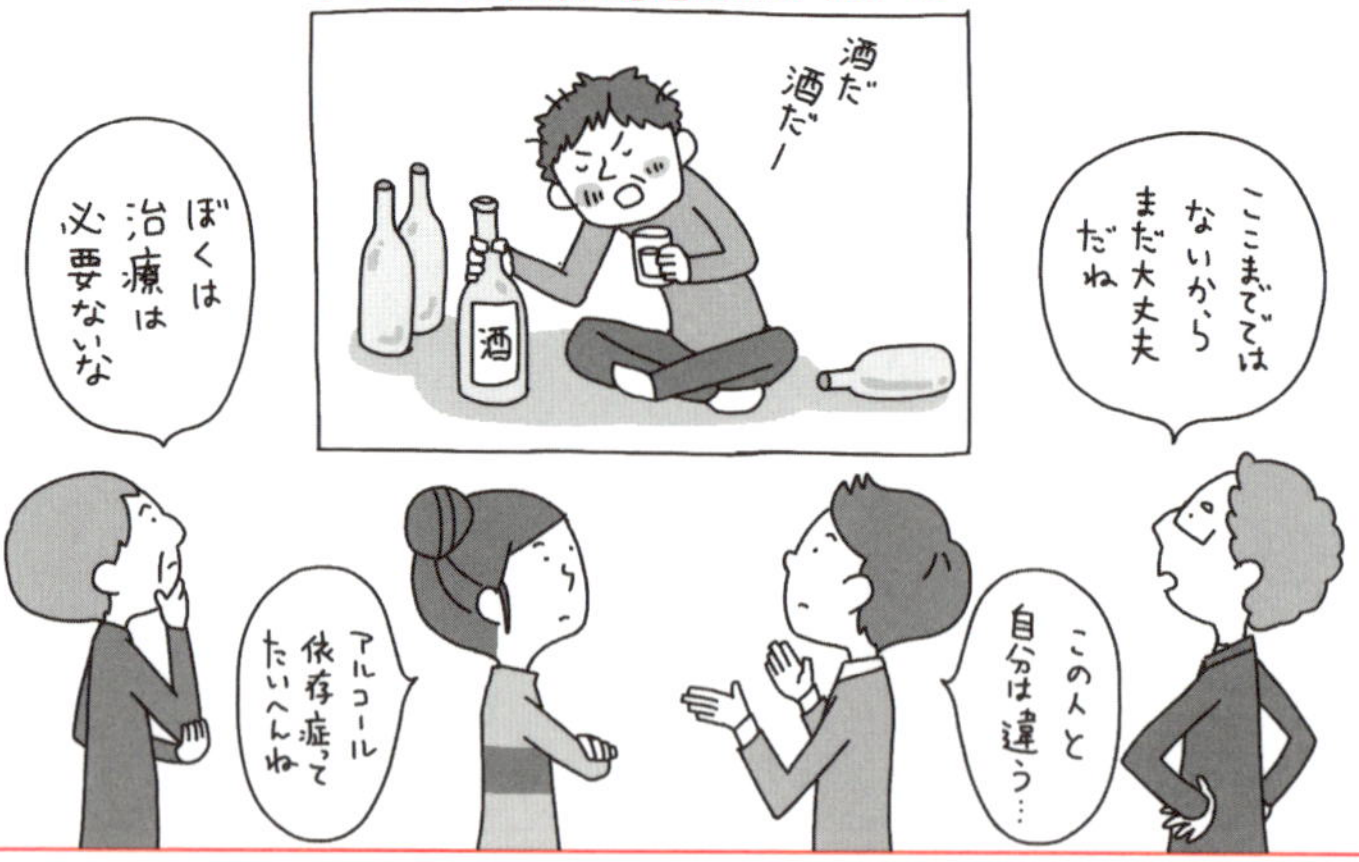
酒だ 酒だー
ここまでではないからまだ大丈夫だね
ぼくは治療は必要ないな
アルコール依存症ってたいへんね
この人と自分は違う…

アルコール依存症は放置すると進行してしまう
少しでも問題があったらすぐに治療を開始しよう

ています。前述したようにアルコール問題を抱える人への社会の目が昔より厳しくなっていること、アルコールの害や依存への知識が広まってきていることが理由でしょう。

減酒治療のメリット

飲酒量が増えるほど、アルコールによる問題のリスクが増えていきます。これは、飲酒量が減ることで問題も減るとも考えられます。

次ページに示す表は飲酒量と飲酒の害の危険度をあらわしています。これに関してアルコールの危険度（飲酒量）が1段階下がると、アルコールによる問題が全般的に減り、より健康な精神状態にもつながるという研究があります。つまり、飲酒量がどのレベルであっても、量が減れば健康度が上がるのです。

依存症治療では、依存物質による害を少しでも減らしていき、いずれ物質に依存しないで済むようにしていく治療アプローチのことを「ハームリダクション」といいます。ハーム（害）をリダクション（低減）していくのです。節酒、減酒という選択肢もハームリダクションの一つの方法です。

すでに多量飲酒の習慣がある人でも減酒によって、飲酒の害を減らすことができます。断酒に強い抵抗感があっても、減酒なら受け入れられるという人なら、治療への橋渡し、第一歩となる可能性があります。

断酒は「飲むか、飲まないか」の0か100かの話ですが、減酒なら間があります。「お酒を飲んでしまったから失敗だ」とは考えず、「先週よりは飲む量が少なく済んだ日が増えた」というように、治療途上の変化を評価することができます。

ですから、たとえ治療が思うようにいかなくても、治療の中断率は断酒より低くなります。この挫折しにくい点もメリットです。

初診では断酒を受け入れなかったアルコール依存症患者さんのうち、10%が1年後に断酒をしていたという調査もあります。

減酒を通して治療にかかわり続けることで、最終的に断酒を目標とした治療に方針を変更する患者さんもいます。

アルコールの危険度評価（WHO による）

レベル	リスク	飲酒量	
		男性	女性
1	超高リスク	101g 以上	61g 以上
2	高リスク	61 ～ 100g	41 ～ 60g
3	中リスク	41 ～ 60g	21 ～ 40g
4	低リスク	1 ～ 40g	1 ～ 20g

レベルが 1 段階下がるとアルコールに関連して起こる問題（リスク）が全体的に減り、より健康的な精神状態にもつながる

→飲酒状態がどのレベルであれ、量が減ることで健康度が上がる

アメリカ COMBINE study の調査より（Witkiewitz et al.,2017)

第2章

飲酒がひき起こす問題

ご存知のように、飲酒はいろいろな問題をひき起こす可能性があります。

ここではより詳しくアルコールの作用、影響を見ていき、治療や生活改善に役立てるためのヒントを探っていきます。

お酒を飲むときなにが起きているか

アルコールの消化と吸収

ここでは、あらためて飲酒が人体に与えるさまざまな影響について見ていきましょう。アルコールの代謝や、人体への影響や酩酊のしくみ、健康への影響についても前章より詳しく解説します。

アルコール依存症の治療について早く知りたいという方は、この章は飛ばして3章以降を先に読んでもかまいません。

まず、体に入ったアルコールがどのように消化吸収されるのかを確認していきましょう。飲酒によって体内に摂取されたアルコールのほとんどは、食べ物とは異なり消化されることなく胃から約20%、残りの約80%が小腸上部から吸収されます。

このとき、胃に食べ物が多く入っていると、消化酵素を十分に活かすために小腸への出口（幽門《ゆうもん》）が閉じられ、結果的にアルコールの分解に時間をかけることができます。空腹時に飲酒をするとこのしくみが働かないので、アルコールがすぐに小腸へ流れていき、より酔いやすくなります。体内に入ったアルコールは飲酒後1～2時間ほどでほぼ吸収され、血液へ入り肝門脈《かんもんみゃく》という静脈から肝臓を経て全身に行き渡ります。

肝臓でのアルコール分解酵素は二段階

体内では吸収と同時にアルコールの分解も進行していきます。血液中に吸収されたアルコールが肝臓に達すると、肝臓では二段階の酵素分解によってアルコールを無害化していきます。これをアルコール代謝と呼びます。

一番目のアルコール分解酵素は主にアルコール脱水素酵素（アルコールデヒドロゲナーゼ　ＡＤＨ）で、アルコールの成分エタノールを分解してアセトアルデヒドを産生します。このアセトアルデヒドはアルコールそのものよりも有害で顔面紅潮や心拍亢進、頭痛をひき起こし、高い発がん性があります。

ＡＤＨの働きは、年齢とともに衰えます。つまり、高齢になるほどアルコールを分解する能力は低下し、お酒に酔いやすくなります。

さらに肝臓では、二番目のアルコール分解酵素であるアルデヒド脱水素酵素（アルデヒドデヒドロゲナーゼ　ＡＬＤＨ）により、アセトアルデヒドを害のないアセテート（酢酸《さくさん》）に分解します。

体内に入ったアルコールの大半は、このように肝臓で分解、処理されます。

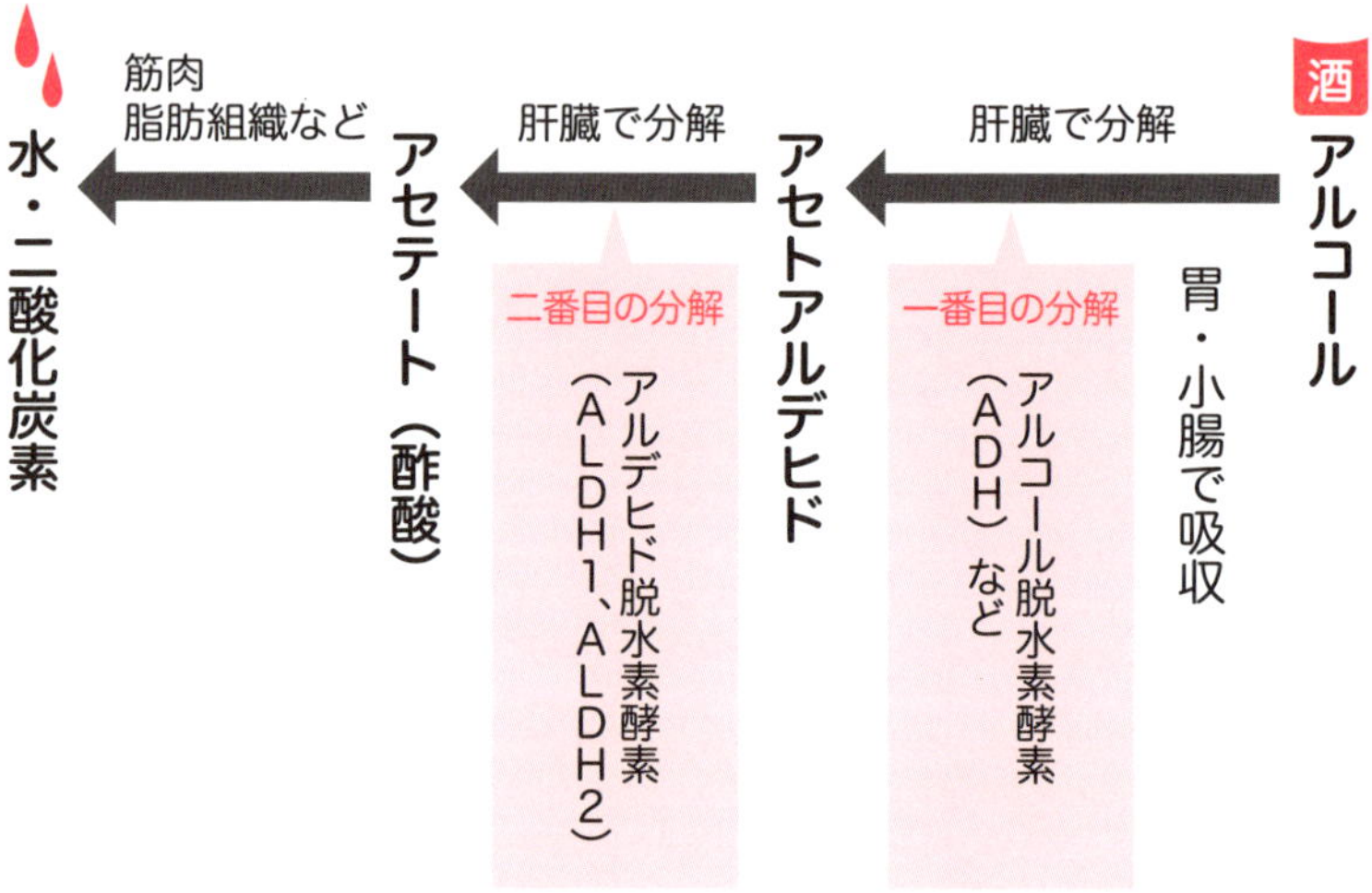

アセテートは血液に取り込まれ、筋肉や脂肪組織などで水と二酸化炭素に分解されて体外に排出されます。

二番目の酵素であるＡＬＤＨの働きが悪いと、「悪酔い」を招きがちです。日本人には、ＡＬＤＨのうちＡＬＤＨ２の働きが弱い人、もしくはまったく働かない遺伝的性質（ＡＬＤＨ２の欠損など）が多く、その割合は44％ほどと考えられています。

フラッシング反応といって、少量の飲酒でもすぐに顔が赤くなり、動悸《どうき》や頭痛を起こしてしまう人がいます。フラッシング反応を生じる人はＡＬＤＨ２の働きが悪いか、もしくはまったく働かない可能性が高いのです。この遺伝的性質とがんリスクとの関連も明らかになっているので注意が必要です。

酩酊の症状

アルコールもアセトアルデヒドも肝臓で代謝される間、肝臓だけに留まっているということはなく、血液を通じて全身を巡り、全身の血中濃度はほぼ均等です。アルコールが脳に達すると、神経細胞が影響を受け、機能が衰え酒に酔った状態（酩酊）になります。

アルコールは1～2時間で吸収されると述べましたが、この時間にさらにアルコールを摂取していることも多いでしょう。「まだ酔っていない」と飲み続けると、「あれ、酔ったかな」と思ったときに飲酒をやめたとしても、すでに飲んだアルコールが遅れて吸収されてくるため、飲みすぎを防止するには手遅れです。飲むスピードが速い人はとくに注意が必要です。

酒に酔うと次のような症状が見られます。

爽快期（適量内の飲酒）

爽快な気分
陽気になる
顔が赤くなる
判断力が少し低下する

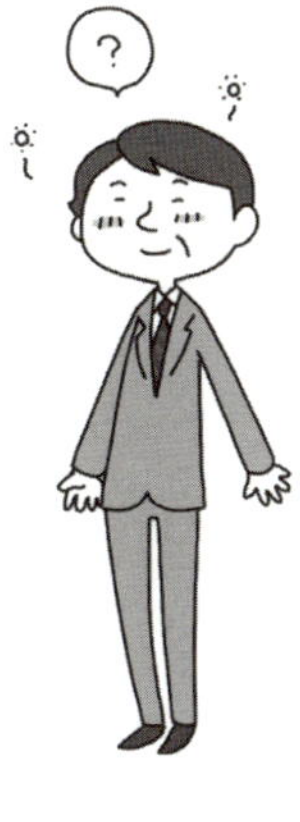

ほろ酔い期（血中アルコール濃度が0・05％から）

ほろ酔い気分
手の動きが活発になる
抑制が効かなくなる（理性が失われる）
体温が上がる・脈が速くなる

理性が失われ、気が大きくなったり、感情的になりやすくなったりする

酩酊初期

気が大きくなる
大声でがなりたてる
怒りっぽくなる
立つとふらつく

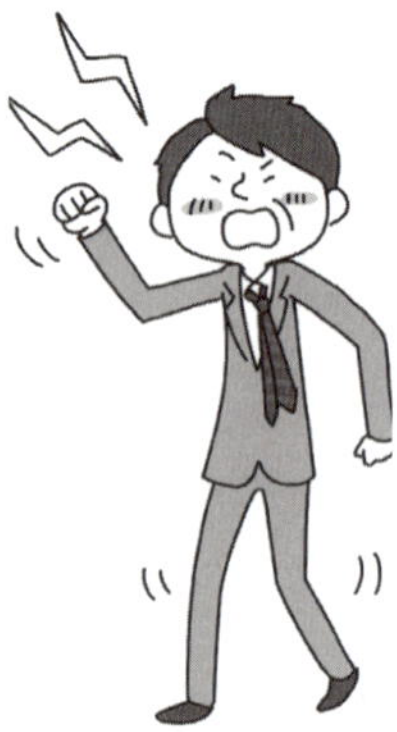

酩酊期

千鳥足になる
何度も同じことをしゃべる
呼吸が速くなる
吐き気・おう吐が起こる

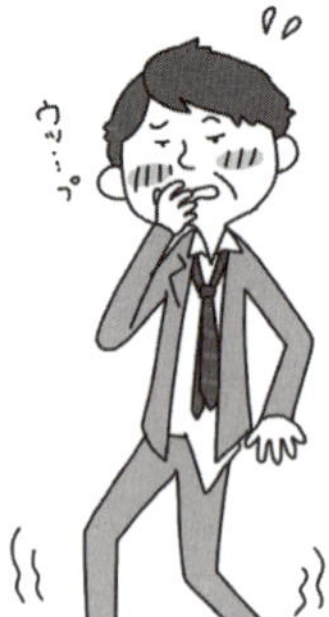

強い酩酊（血中アルコール濃度が0・3%を超える）

麻痺　小脳まで麻痺が広がると、運動失調、ブラックアウト状態になる。
まともに立てない・意識がはっきりしない
言語がめちゃめちゃになる

脳の海馬が麻痺し、酔っている間のできごとを記憶できない状態（ブラックアウト）になる

昏睡期（血中アルコール濃度が0・4%を超える）

ゆり動かしても起きない
失禁が起こる
呼吸はゆっくりと深い

死亡

麻痺が脳全体に広がると、呼吸中枢（延髄）の働きに影響することもあり、死に至る可能性もある。

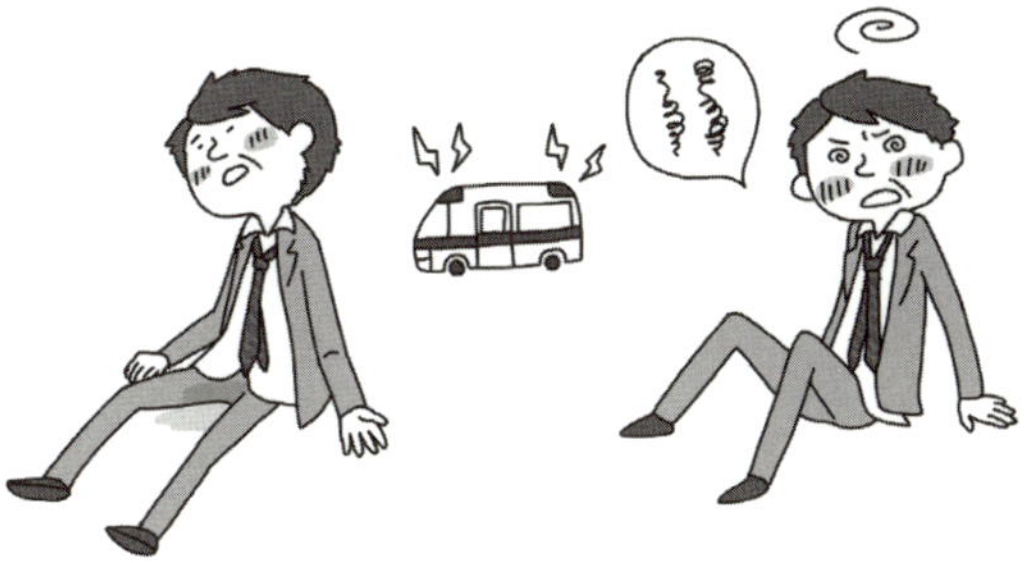

こうしてみると、飲酒によるデメリットがない状態は爽快期、つまりごくわずかな飲酒量の段階のみです。ほろ酔い期の「抑制が効かなくなった」状態でもトラブルを起こすリスクがあります。

ほろ酔い期以降は、だんだん悪影響だけが大きくなり、最悪の事態では命にもかかわります。

また、酩酊の各段階の間には明確な区切りはなく、それぞれ連続しています。「このくらい酔ったら飲むのをやめよう」などと考えていても、いつの間にか飲みすぎてしまうのです。

酔いがさめるまで

飲酒をやめると、徐々にアルコールの血中濃度は下がってきます。通常、血中濃度がピークに達してから30分～2時間後をピークに、ほぼ直線的に下がります。

アルコールの分解速度の平均値は、男性で1時間に9g、女性で6・5g（純アルコール量）程度と推計されます。

肝機能が健康で、平均的なアルコール代謝能の人は20gのアルコール（ビール500mL、または日本酒1合程度）を代謝するのに、男性約2・2時間、女性約3時間かかることになります。飲酒量が多ければもっと時間がかかることになります。

アルコールの代謝速度は肝臓の大きさと関係があるので、肝臓が大きい男性のほうが早く代謝できます。なお、一般に高齢になるとアルコールの代謝速度は遅くなります。

また、眠っている間は、アルコールの分解速度は遅くなります。酔うと眠くなるという方もいますが、このとき眠らないでいるほうがアルコールは早く分解されます。眠ってしまうことで二日酔いになるリスクも高くなります。

しかし、一番大切なのは、就寝までに分解が終わらないほどたくさんのアルコールを摂取しないことでしょう。

二日酔いと悪酔い

二日酔いは多くの人が経験しているものです。

アルコールが代謝されるまでには時間がかかる

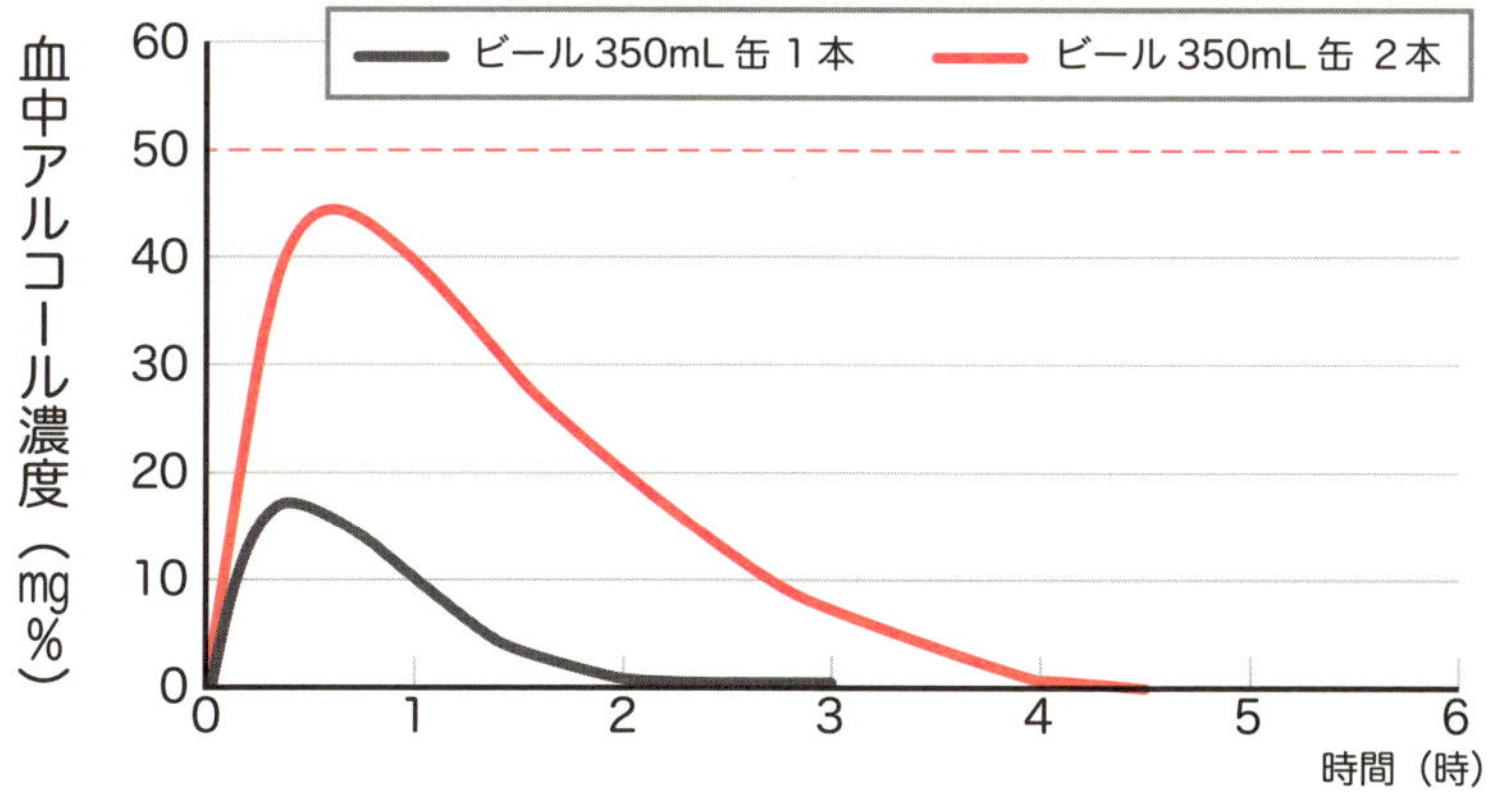

「Alcohol Alert」National Institute on Alcohol Abuse and Alcoholism より

頭痛、胃の不快感、吐き気・おう吐、睡眠障害、もの忘れなどの感覚や認知の障害、うつ気分、多汗、ふるえなどの自律神経症状など、さまざまなつらい症状が起きます。

しかし、二日酔いのメカニズム、治療法については実は詳しくはわかっていません。二日酔いの定義や診断基準などもありません。

有力な説としては、胃腸の粘膜のダメージ、軽度の離脱症状、脱水や低血糖、炎症反応、酒に含まれるメタノールや不純物などが、複雑に影響し合って起こると考えられています。

とはいえ、二日酔いが起こるのは酒の飲みすぎが原因であることは確かです。飲酒をしなければ二日酔いにはなりません。

二日酔いになるまでもなく、飲酒中から気分が悪くなり、吐き気やおう吐を催すことがあります。悪酔いとも呼ばれます。

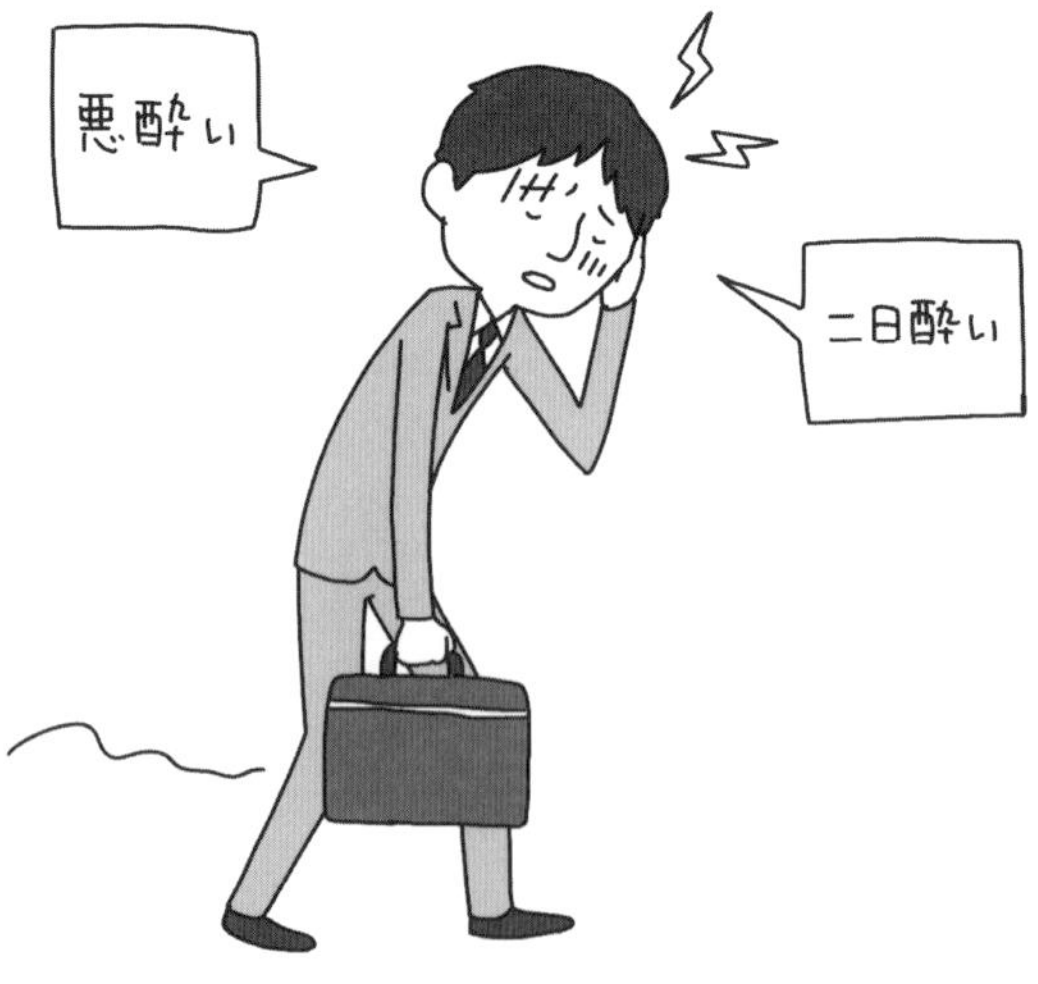

おう吐は体に入った有害な物質を吐き出すための体の反応です。吐き気を感じたら、こらえたりせずに、水などを飲み、トイレなどですみやかに吐き出すほうがよいでしょう。吐いた物は胃などの消化器から逆流しているため、消化のための酸が多く含まれています。酸は粘膜を傷つけます。おう吐によって食道が傷つき、出血することもあります。水を飲むのは酸の影響を少しでも少なくするためです。

酩酊状態や就寝時におう吐することで、吐いたものが喉に詰まって窒息してしまうことがあります。吐き気を催しているときは、横にならないようにしましょう。

また、酔って眠ってしまった人がいる場合は、決して一人にはせず、回復するまで見守りましょう。

たいていの場合、吐き気を催す直前まで飲酒しているため、おう吐しても気分はよくなりません。その後も、飲んだアルコールが分解され続け、体に影響し続けます。

低血糖を起こしている場合は、糖分を摂ることで少し回復する場合があります。ただし、回復する可能性があるのは低血糖による不快感だけで、悪酔い自体は治りません。俗にいう「迎《むか》え酒」にも根本的な治療効果はありません。

悪酔い、二日酔いでは、アルコールがなるべく早く分解され、胃腸の粘膜が回復するまで待つしかないのです。

酒乱と酒癖

複雑酩酊・病的酩酊

笑い上戸《じょうご》、泣き上戸という言葉がありますが、上戸とは下戸《げこ》の反対語でもあり、もともとはお酒をたくさん飲む人をあらわす言葉です。酔ったときの行動は人それぞれで、笑ったり、泣いたり、普段は寡黙《かもく》な人が饒舌《じょうぜつ》になることもよくあります。

しかし周囲に迷惑をかけてしまうようになると問題です。酔うと人が変わったようになり、普段とは違う行動をしてしまう、いつもなら気にならないことに腹を立てる、けんかっ早くなる、羽目を外して酔っていなければしないような恥ずかしいことをしてしまう人もいます。性的露出、性的加害行動を起こす人もいます。単純酩酊に対して、異常酩酊（酒乱）と呼ばれます。

異常酩酊のうち、理性を欠いていても周囲の呼びかけや制止に対して反応を見せるようなケースは「複雑酩酊」と呼ばれます。部分的、全体的に酩酊時の記憶をなくしている場合があります。

アルコール依存症と、酒乱は異なります。酒乱であっても、頻繁に飲酒しない人はアルコール依存症の診断はつきません。

そんなに頻繁に飲酒しなくても、酒癖が悪く、他人に迷惑をかけてしまいがちな人は、断酒が強く勧められます。滅多に飲まないのに酒乱で騒ぎを起こしてしまい、それが受診のきっかけとなる人もいます。普段からストレスを溜め込んでいる人ほど、酔って抑制が効かなくなったときに乱れた言動をしやすいという指摘もありますが、はっきりとはわかっていません。

個人差がありますが、飲酒量が多いほど酒乱リスクは高くなります。アルコール依存症があると、アルコールの影響を受けている時間が長いため結果的に酒乱を起こすリスクが高いといえます。

飲酒により、脳の働きが低下し、理性が働かなくなる

単純酩酊	▶通常の酩酊を呈する
異常酩酊（酒乱）	複雑酩酊 ▶飲酒に伴い気分が刺激を受けやすくなり、興奮状態が続く 病的酩酊（少ない） ▶飲酒量によらず、激しい興奮、幻覚、意識障害などを起こす。

しかし、アルコール依存症があると飲酒をコントロールできません。

異常酩酊には、飲酒量（アルコールの血中濃度）によらず、激しい興奮や幻覚などを起こす「病的酩酊」があります。意識障害などを伴い、基本的に酩酊時の記憶はすべてありません。遺伝的な要素が大きいと考えられ、病的酩酊を起こす体質の人はお酒を飲むたびに同じような状態をくり返すことが多く、やはり断酒が勧められます。

酩酊と犯罪

酩酊による行動は、周囲の顰蹙《ひんしゅく》を買うだけではなく、犯罪に結びついてしまうこともあります。日本民営鉄道協会ほか全国37社局の集計によると、２０２３年度の鉄道会社職員・乗務員などへの暴力行為加害者の約54％（５１７件中２７９件）が酒気帯び状態でした。また、曜日別に見ると週末、時間帯別では深夜の発生件数が多いことから、暴力行為と飲酒に相関関係が見られる、とあります。

「成人の飲酒実態と関連問題の予防に関する研究」全国調査（２００３年）では、飲酒による問題行動の被害にあった成人は３０４０万人にも及ぶとされています。

また、飲酒運転も飲酒に関わる重大な犯罪の一つです。厳罰化する傾向にあり、件数は減ってきていますが、依然として飲酒した運転手による事故は２３４６件あります（原付以上　警察庁交通局　令和5年中の交通事故の発生状況）。

コラム

危険な急性アルコール中毒

飲みすぎて酔いつぶれた人を見たことがありますか。

急性アルコール中毒は、短時間に大量の飲酒をすることで血中アルコール濃度が高まって中毒症状を起こし、血圧低下、昏睡、呼吸数の減少などを招く危険な状態です。

酩酊と急性アルコール中毒を分ける明確な基準はありません。59ページで説明した強い酩酊以上の状態で危険度が高まってきます。東京消防庁の統計では毎年1万人以上が急性アルコール中毒により病院に搬送されています。

死亡するケースもあります。急性アルコール中毒による循環器、呼吸器の障害が直接の死因になる場合と、吐《と》しゃ物（吐いた物）による窒息、風呂場などでの溺水、事故、また冬期の低体温症などによる間接的なケースがあります。

イッキ飲みなど無謀な飲み方で誘発されるため、若者に多い印象を持たれていますが、発症の多い年齢層は20代の次は60代以上と、高齢者にも多く起こります。高齢になって若い頃よりアルコールの影響を受けやすくなることが原因と考えられます。また、女性にも多く発生しています。

すぐに救急車を呼ぶべき状態

大量に飲酒した人が次のような状態のいずれかに当てはまっていたら救急車を呼びます。

- □ 起こしても目を覚まさない。
- □ ゆすったり、呼びかけたりしても、まったく反応がない。
- □ 体温が下がり、全身が冷たくなっている。
- □ 倒れて、口からあわをふいている。
- □ 呼吸が異常に早くて浅い。
- □ ときどきしか息をしていない。
- □ おう吐をくり返す。

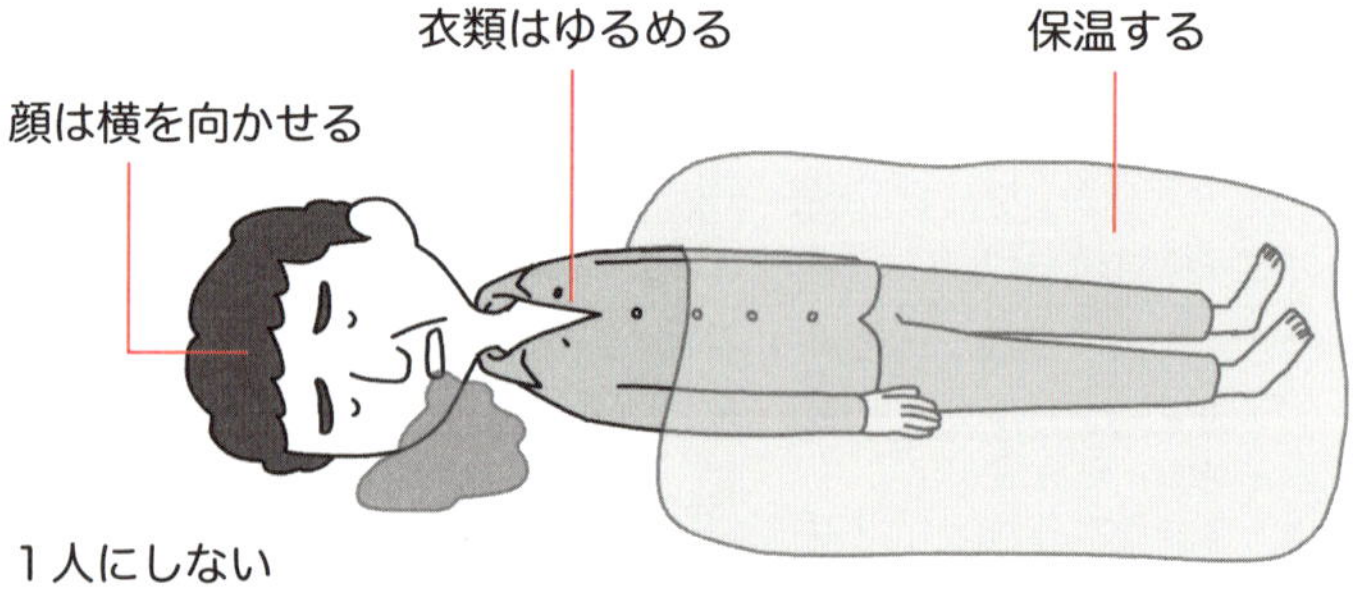

アルコール依存症の症状

アルコール依存症の症状

これまで見てきたようにアルコールは摂取され、血液に取り込まれることで脳や内臓など全身に影響を及ぼします。また急性アルコール中毒などからもわかるように、アルコールそれ自体も一度に大量に摂取すると命にかかわる毒性を持っています。

本書のテーマであるアルコール依存症も、アルコールによる影響のうちの一つです。アルコールの「依存しやすい」という特徴からひき起こされます。

適量を超えた飲酒に害があるとわかっていても、飲酒をコントロールできないのはアルコール依存症かもしくはアルコール依存症予備群です。予備群であっても、飲酒をコントロールできない状態を適切に対処せずほうっておけば、いずれアルコール依存症に進行していきます。

飲酒を続けていると、耐性や離脱症状などにより依存が形成されることは第1章でもお話ししました。ここではアルコール依存症の症状についてもう少し詳しく見てみましょう。

アルコール依存症は次のような症状が代表的なものになります。

アルコール依存症の症状

・飲酒したいという強烈な欲求がわきおこる（渇望）
・以前と比べて、酔うために必要な酒量が増える（耐性）
・飲酒のコントロールがきかない（コントロール障害）
・いやな気分を忘れるために飲酒をする（気分修正）
・アルコールが体から切れてくると、イライラしたり手指のふるえや発汗などが出現する（離脱症状・禁断症状）
・飲酒が生活の中心になっている（飲酒中心の生活）
・いったんやめても、飲み始めるとすぐに元の問題ある状態に戻ってしまう（再発）

アルコール依存症ではこうした症状が複合的にあらわれて、心身にもさまざまな影響を及ぼし、悪循環的に飲酒をコントロールすることが難しくなっていきます。

依存の生物学的作用

なお、症状のうちで（ ）内に示したものは、ほかの依存症にも共通する特徴です。

お酒に酔ったり、急性の症状を起こしたりすることは、アルコールという物質の直接の影響で生じる脳や神経への影響です。そして、習慣により長期間物質にさらされると、脳

たとえば、ギャンブルに依存する「ギャンブル障害」の症状には…

- ギャンブルをより楽しむために賭け金を増やしたりする**（耐性）**
- ギャンブルをやめると落ちつかなくなったり、いらいらする**（離脱症状）**
- ギャンブルをやめよう、回数を減らそうとしてもうまくいかない**（コントロール障害）**
- 憂さ晴らしのためにギャンブルをしようと考える**（気分修正）**
- ギャンブルにはまっていない、コントロールできると嘘をつく
- ギャンブルのことばかり考える
- ギャンブルのために人間関係や仕事に支障が出ている
- ギャンブルで損をしたのを、ギャンブルで取り返そうとする
- ギャンブルのために借金し、その穴埋めを人に頼ろうとする

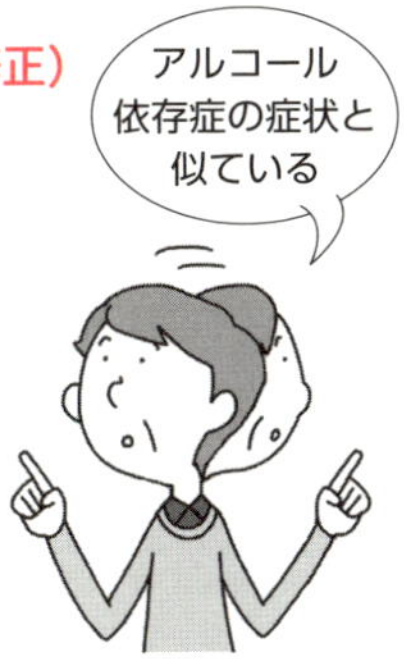

に生物学的な変化が起こり「依存」が形成されていきます。

依存が起きるのは、アルコールだけではありません。依存物質としてよく知られているのはタバコに含まれるニコチンや薬物などです。薬物は覚せい剤や違法ドラッグのような違法なものだけではなく、睡眠薬や抗不安薬など病気の治療に使われるような薬にも依存性があるものがあります。

物質に限らず、ギャンブルやゲームなどの行動に依存する行動《こうどう》嗜癖《しへき》もあります。

そして物質依存でも、行動嗜癖でも脳内では同じような依存に特有の変化が起こることがわかっています。

たとえばアルコール依存症では、アルコールを摂取すると、脳の中脳腹側《ちゅうのうふくそく》被蓋野《ひがいや》から側《そく》坐核《ざかく》などにかけての「報酬系」と呼ばれる領

域が刺激され、中脳ドパミン神経系でのドパミン放出、NMDA受容体を介するグルタミン酸神経伝達などを介して快感を得るようになります。このため、「また次もお酒を飲みたい」と考えます（正の強化）。

また、依存状態ではセロトニン神経系の機能が低下し、衝動的な行動を抑制できなくなることも指摘されています。これは実際の行動にも影響を与え、お酒を探したり、入手して飲んだりする積極的な行動（探索活動）を促進します。また「お酒は体によくないからがまんしよう」などと思っても、そのがまんが難しくなってしまいます。

飲酒をすると快楽が得られるという「正の強化」に対して、離脱症状など不快なことを避けるために飲酒の欲求が強くなることを「負の強化」といいます。

依存状態では、依存物質が摂取できないときにストレスホルモンともいわれるコルチコトロピン放出因子が活性化し、強いストレスが感じられるようになると推測する研究もあります。

アルコール依存症の人は、お酒が飲めないとイライラし、ずっとお酒のことばかり考えてしまいますが、それにはこうしたストレスが影響している可能性もあります。

アルコール以外の依存症でも似たようなことが起こります。たとえばギャンブル依存症の人はギャンブルをすることで気分が高揚したり、興奮したりしますが、ギャンブルができないときにギャンブルのことばかり考えたり、イライラしたりするようになります。損をして借金をしてでもギャンブルにのめり込み、やめられなくなってしまいます。

タバコをやめられないニコチン依存症の人も、最初は美味しくてタバコを吸っていたかもしれませんが、いつの間にかタバコを吸わない状態がストレスになってしまい、体に悪いといわれてもタバコをやめることができなくなってしまいます。

このように依存症は脳の働きをも変えてしまう病気です。こうしたことによって本来の人格や教育などに関係なく、依存物質を断ち、量をコントロールすることが難しくなってしまうのです。

近年では、こうした依存による脳への影響を研究することで、有効な薬物療法の可能性も考えられるようになってきました。

正の強化と負の強化

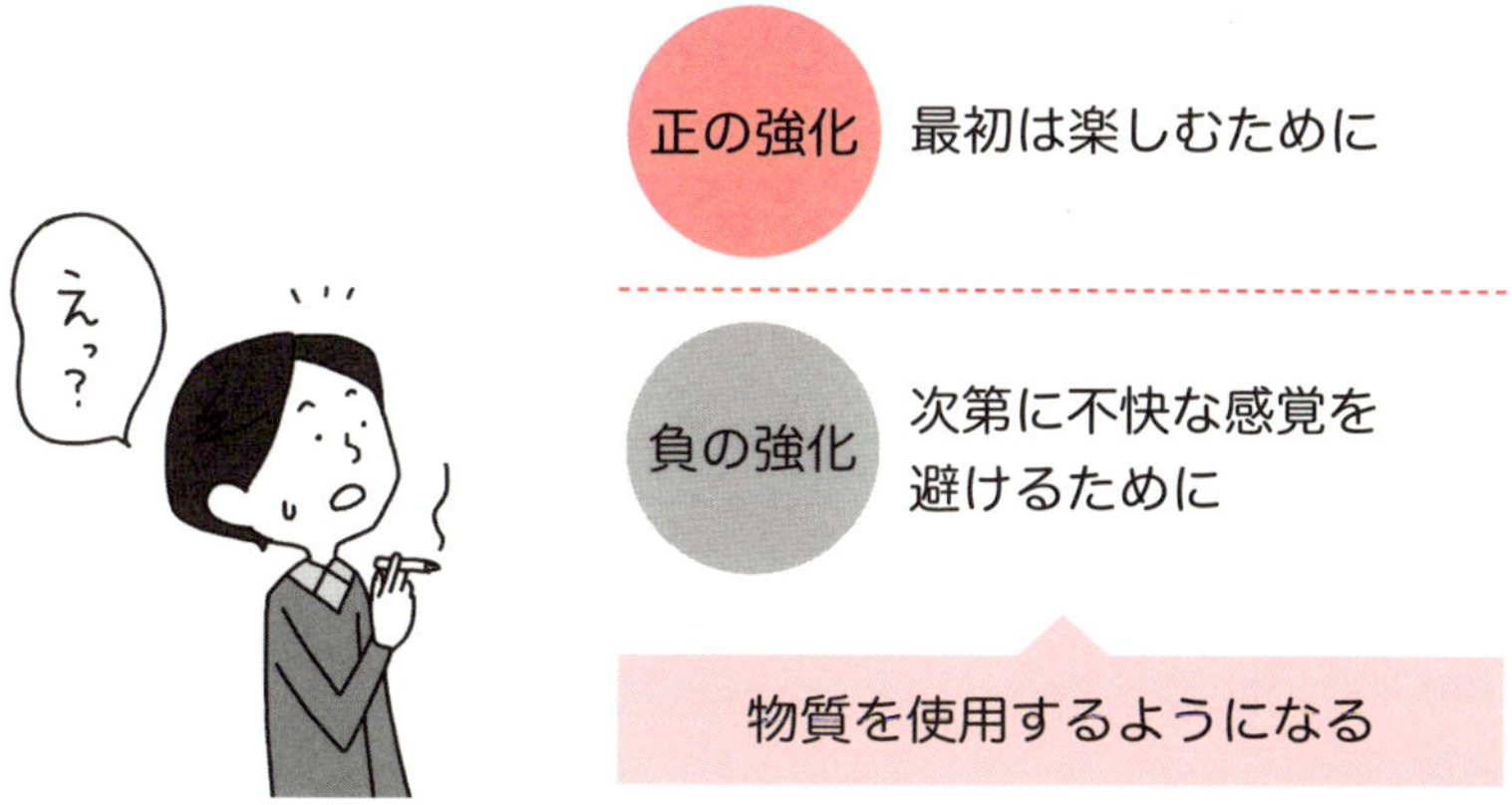
えっ?
正の強化
最初は楽しむために
負の強化
次第に不快な感覚を避けるために
物質を使用するようになる

脳のなかで依存の悪循環が作られる

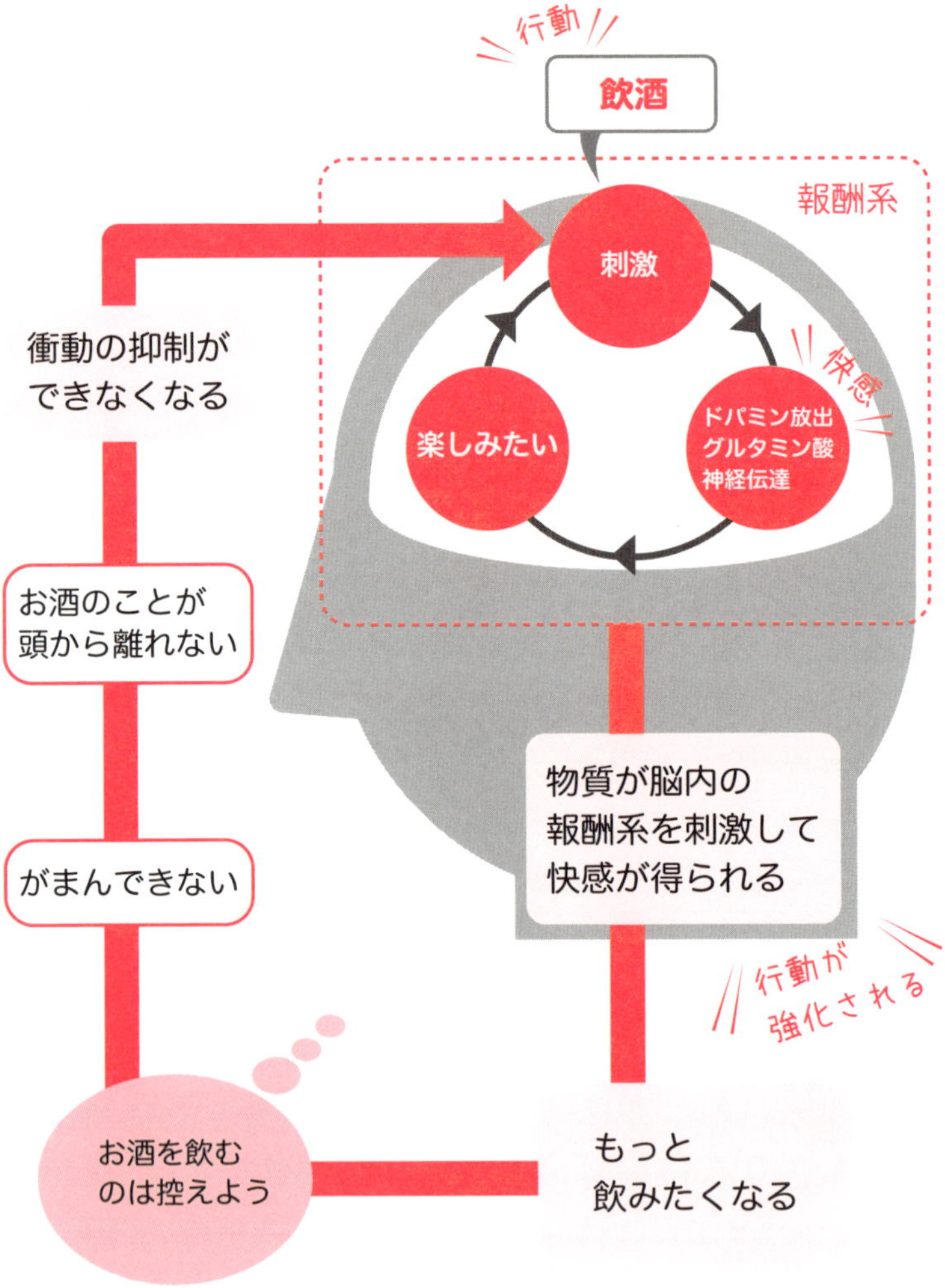

アルコール依存症の人の心理

回復や支援を難しくする心理特性

アルコール依存症の患者さんに特有の心理があります。多く見られるのはアルコールを飲みたいがために、飲酒を正当化しようとする心理とそこから派生する言動です。

そして、患者さんのこのような心理特性がアルコール依存症をさらに悪化させるように作用し、回復や周囲の支援をも難しくしてしまいます。

アルコール依存症の人の心理特性

▼飲酒を人のせいにする

「家族が理解してくれないから酒を飲む」「飲まな

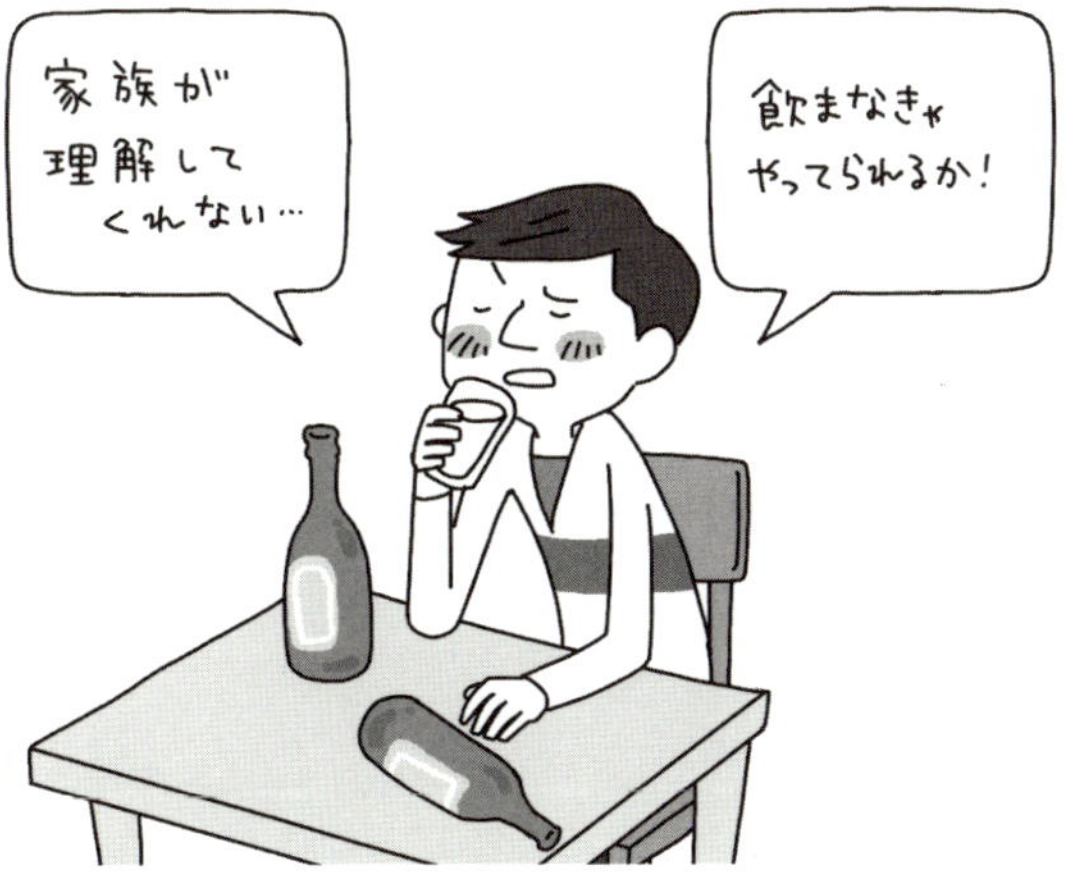
家族が
理解して
くれない…
飲まなきゃ
やってられるか！

ければやっていられない」など飲酒の原因が自分以外にあると考えます。

▼飲酒を生活の中心に考える

「飲酒しか楽しみがない」「生きがいを奪わないでほしい」とほかのことへの関心を失います。

▼飲酒のデメリットを過小評価する

飲酒によるトラブルがあっても「それくらいたいしたことではない」「酒のせいではない」と考えます。

▼自暴自棄になる

「自分などいないほうがよい」「死んだほうがましだ」などと、親切にしてほしい心の裏返しから悲観的なことを言います。

▼コントロールできると考える

コントロール不能であることを認めず「少しだけの飲酒でやめられる」「本気になれば酒をいつでもやめられる」と考えます。

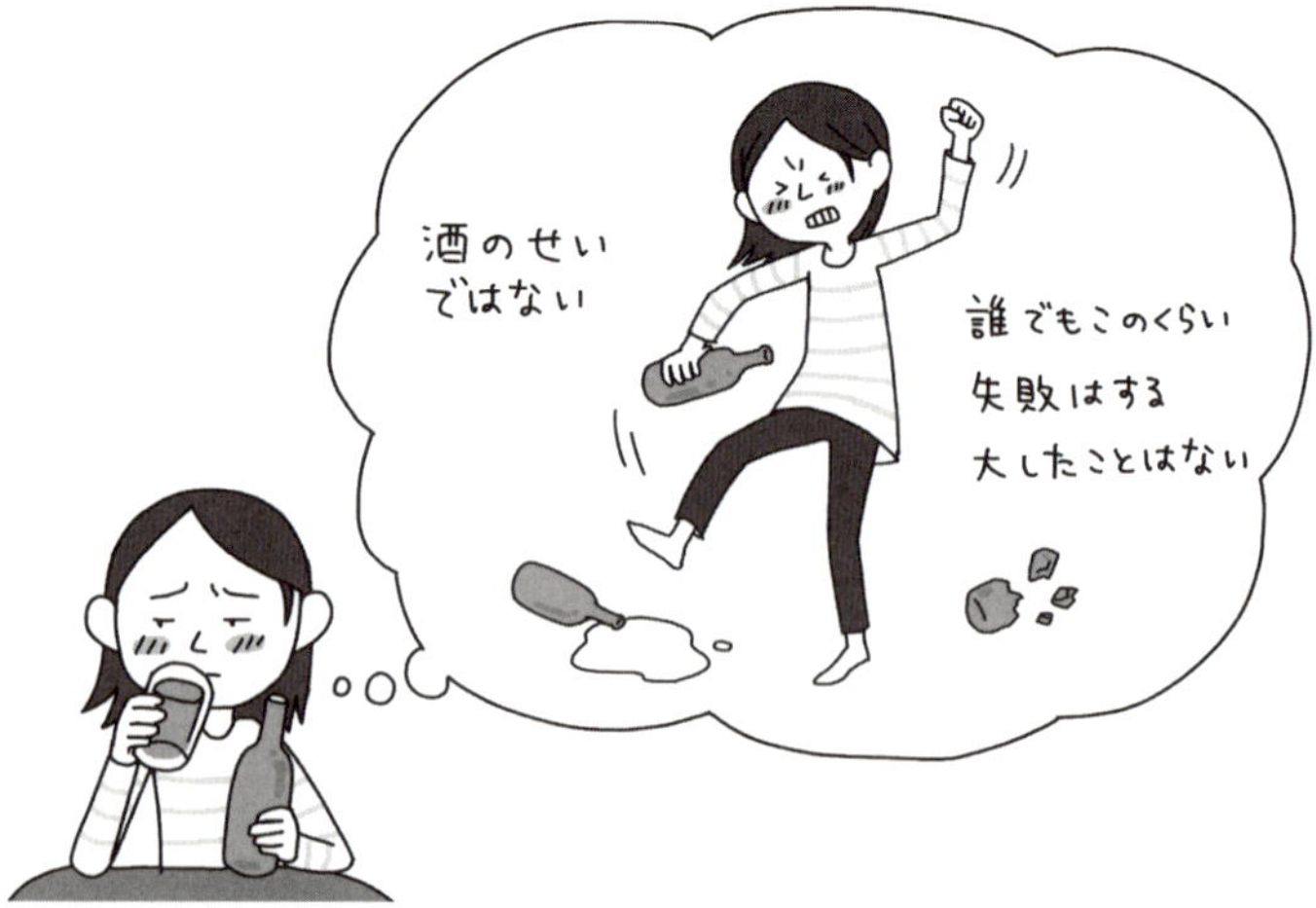

酒のせいではない
誰でもこのくらい失敗はする大したことはない

自分より重症の人と比べる

「あの人ほどではないから大丈夫」「体を壊していないから平気」「事故や犯罪を起こしていないから軽度」などと考えます。

なんとかして飲酒しようという強い飲酒欲求に加えて、衝動もコントロールしづらくなっています。そのため家族や身近な人に攻撃的になったり、その場しのぎの言い訳や嘘、隠し事など一見幼稚な行動をしたり、乱暴なふるまいをしたりします。

アルコールが入っているときと、そうでないときでは人格が違うように見えることもあります。酔っているときに乱暴な態度をとっていて、酔いがさめると急にしおらしくなったり、低姿勢になったりする人もいます。逆に、飲んでいないときにつっけんどんな態度をとる人が、酔っ払うと「見捨てないでくれ」などと縋《すが》りついてくるケー

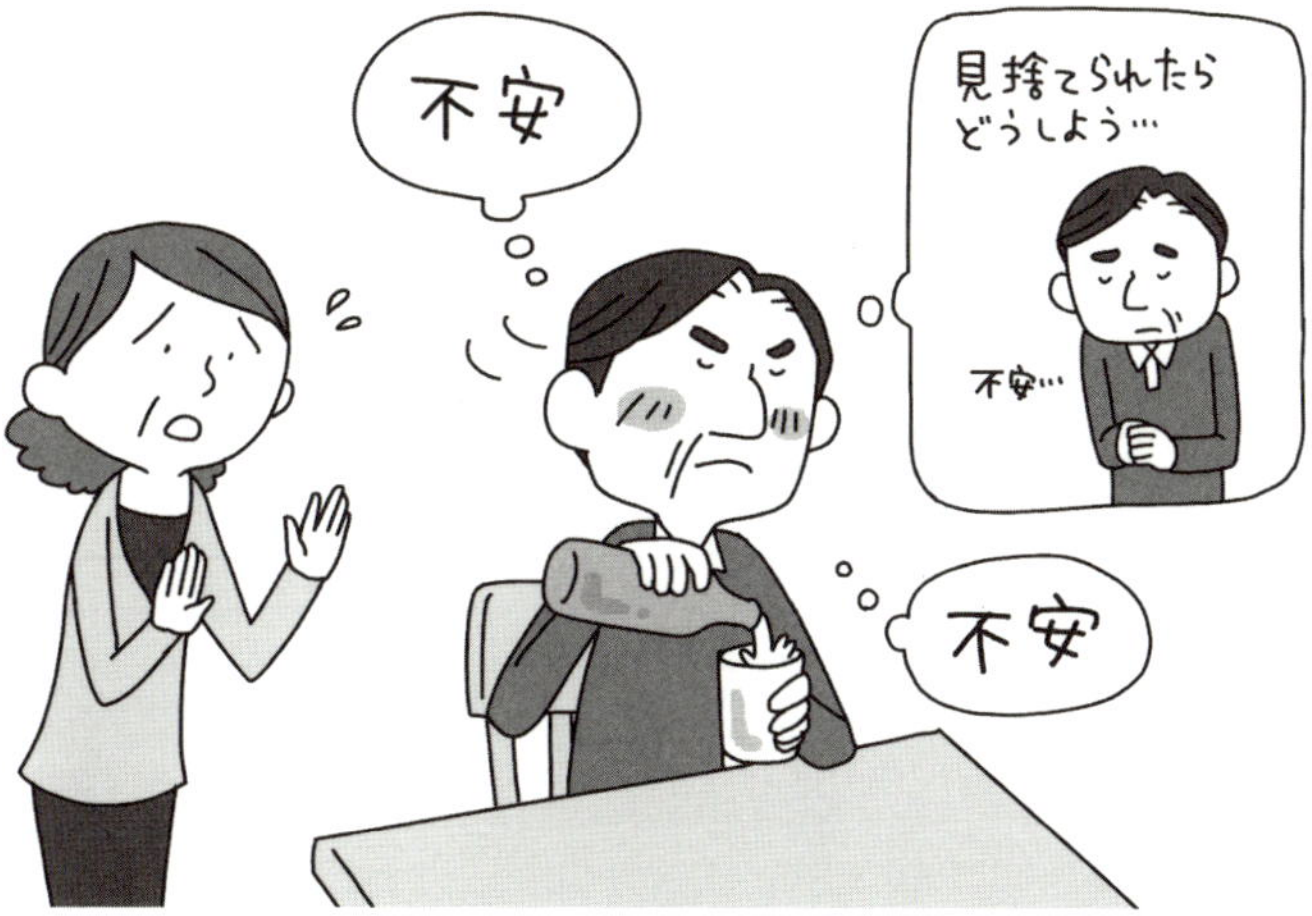

スもよくあります。

自分を正当化する一方で、内心ではよくないとわかっていて、飲酒してしまう自分を情けなく感じたり、理解されない孤独を感じたりしています。人間関係でもトラブルが続き、周囲から白い目で見られているようにも感じています。

しかし飲酒できなくなることに強い不安を感じているので、周囲に助けを求めることができません。身近な人の助言があっても遠ざけようとします。問題を恥ずかしいと感じていて、周囲の人と距離を置こうとする行動も見られます。

専門家による治療しかない

依存による脳の作用と、心理状態によって、ますます依存は悪化してしまいます。こうなると、自分の力でこの状況から抜け出すことはできません。本人に任せていれば飲酒量は増える一方で、いずれ大きなトラブルを起こすか、取り返しのつかないような重大な病気になってしまうでしょう。

周囲にいる人がやめさせようとしても難しいのが現実です。良かれと思っての行動が逆効果になってしまうこともあります。

依存症から抜け出すためには、本人や家族だけで抱え込まず、専門家の力を借りましょう。

第3章

アルコール依存症で受診する

アルコール依存症から回復するためには専門家の力を借りることが不可欠です。この章ではアルコール依存症の治療のための受診の流れや診断方法、医療機関で行われる検査などを紹介していきます。

アルコール依存症で受診する

アルコール依存症を疑ったら

アルコール依存症の患者さんの受診は、見かねた家族に連れてこられたり、警察の厄介になるような重大なトラブルを起こしたことが契機になることが多く、本人から進んで病院を訪れるようなことはあまりありません。患者さん本人にしてみるとあまり問題意識もなく、受診したい動機も低いのです。そして、それこそがアルコール依存症の特徴でもあります。

ほかの身体の病気で受診しても、そこで飲酒のコントロールに結びつかず、身体的な症状の治療しか行わないケースも少なくありません。医師に「お酒は控えたほうがいいですよ」と言われたのを、「少しならよい、つまり飲酒してもよい」と都合よく解釈するケースも珍しくありません。しかし飲酒をコントロールできない状態では、身体の病気の治療のほうも難しくなってしまいます。

ご家族もまた、第三者に相談することを躊躇《ちゅうちょ》し、自分たちだけで解決しようとする傾向があります。患者さんのアルコール依存症を自分たちのせい、身内の恥などととらえ、隠したい心理があるのです。あるいは相談しても無駄なのではないか、事態がもっと悪くなるのではないかと不安に感じているのかもしれません。

しかし、そうして問題を抱えたまま家庭に閉じこもると、状況は悪化していきます。アルコール依存症は、専門家の手を借りなければ、治すことは難しい病気です。専門家に相談して、適切な治療を受けることが必要です。

医療機関に相談する場合、診療科は精神科になります。アルコール依存症の専門科であればなおよいでしょう。アルコール依存症の治療を行っている専門科はインターネットで探すことができます。事前に予約が必要な医療機関がほとんどです。受診前に記入して当

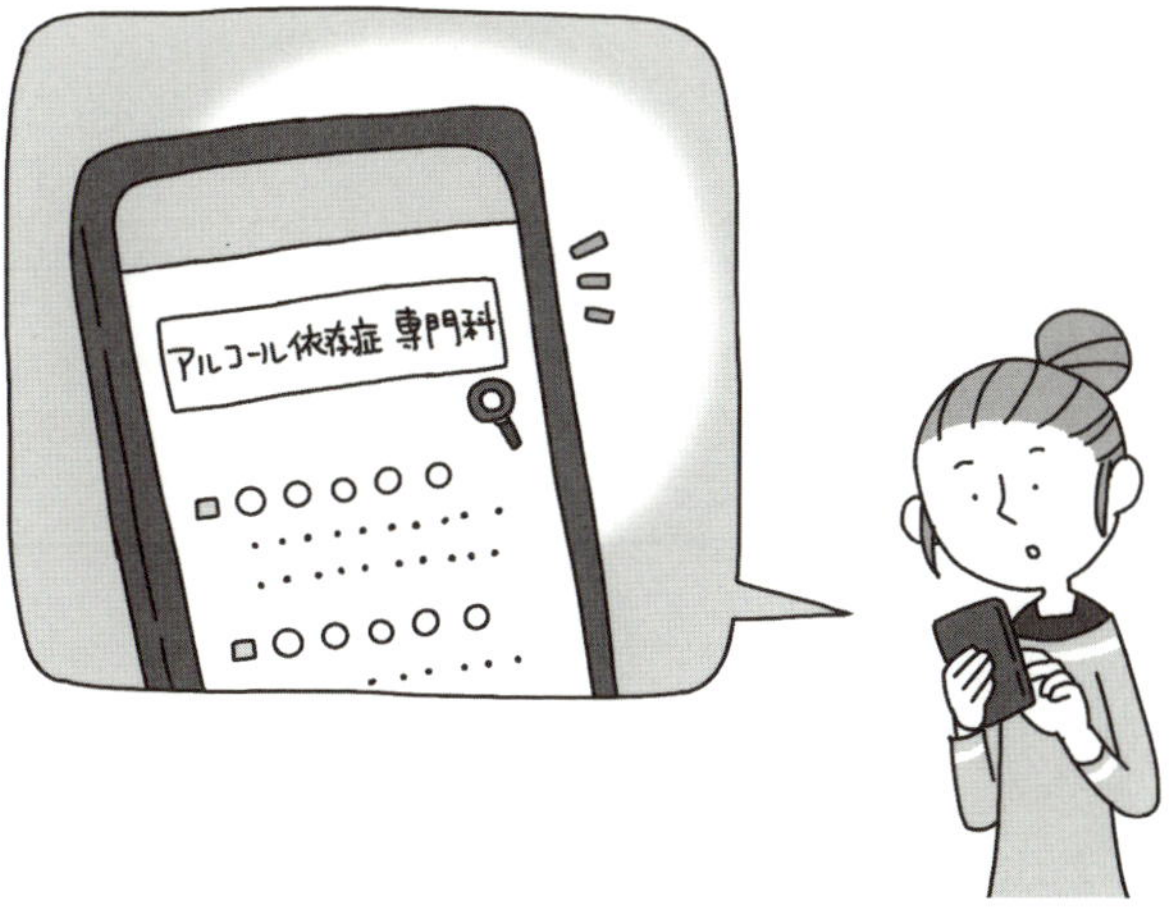

日持参する質問票などの案内がある場合もあります。アルコールの使用状況（1日に飲む量、頻度、飲酒の環境など）、飲酒に関わる問題などをメモしてまとめておくとよいでしょう。

家族だけで相談してもよい

本人が病院へ行きたがらないときは、予約時にそれを伝えます。家族だけで相談を受けることも可能です。

アルコール依存症は家族への影響も大きいものです。一緒に暮らしている家族の心にも問題を生じさせている場合があります。

不眠やうつ、不安感などがあると、つらい状況を乗り越えたり、トラブルに適切に対処したりすることが難しくなります。

家族だけでも専門家に相談することで、ア

家族だけで相談してもOK

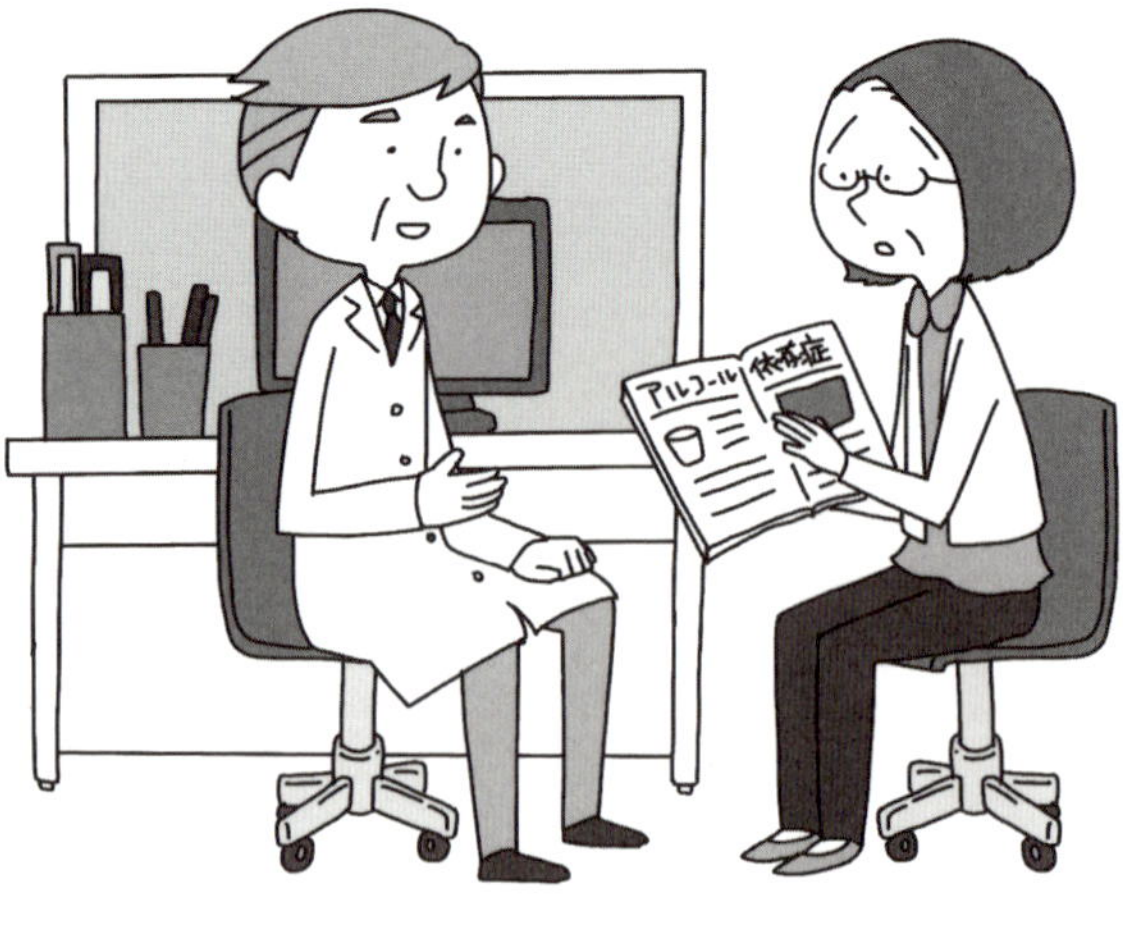

イネイブリングなど悪循環を断つきっかけにも

ルコール依存症という病気に対する正しい知識を持つことができ、家庭内の環境などを変えていく方法や本人の受診を促す方法について指導や助言を受けられます。これが、本人の行動を変えていくきっかけにもなります。ご家族が相談に来たことから、治療に結びつくケースも珍しくありません。

ご家族が、患者さんのためにと行っている行動が「イネイブリング（enabling、166ページ）」といって依存症の悪化につながっていることがあります。

家族の様子や関わり方、困っていることなどを正直に相談すると、こうした改善すべき点がわかることがあります。

本人の受診を促す

アルコール依存症の患者さんにとっては自分の問題と向き合うことは非常に難しいものです。頑《かたく》なにアルコール依存症であることを否定し、起きている問題と飲酒は関係がないといい、自分がお酒を飲んだり、問題を起こしてしまうことを別の人のせいにするでしょう。

そうした患者さんに専門医療機関の受診を促すには、

・職場から業務命令として医療機関の受診を勧めるようアプローチしてもらう
・かかりつけ医に「専門医療機関で治療しましょう」と紹介状を書いてもらう

・本人の飲酒問題に関係する人や、本人に影響力のある人に集まってもらい、集団で説得していく

などの方法が検討されます。

こうしたとき、すでにご家族がアルコール依存症に対して正しい知識を持ち、悪循環を断つ環境を作っていると役立ちます。本人も拒否を続けにくく、受診につながりやすくなるでしょう。

本人も心のどこかで「このままでは状況は悪くなる一方だ」と感じています。最初は抵抗しても、受診に結びついた後で「あのとき、受診を勧めてもらって本当によかった」という患者さんは少なくありません。

本書の第5章では、患者さんに受診を促すコミュニケーション（CRAFT）、患者さんへの接し方についても解説しています。

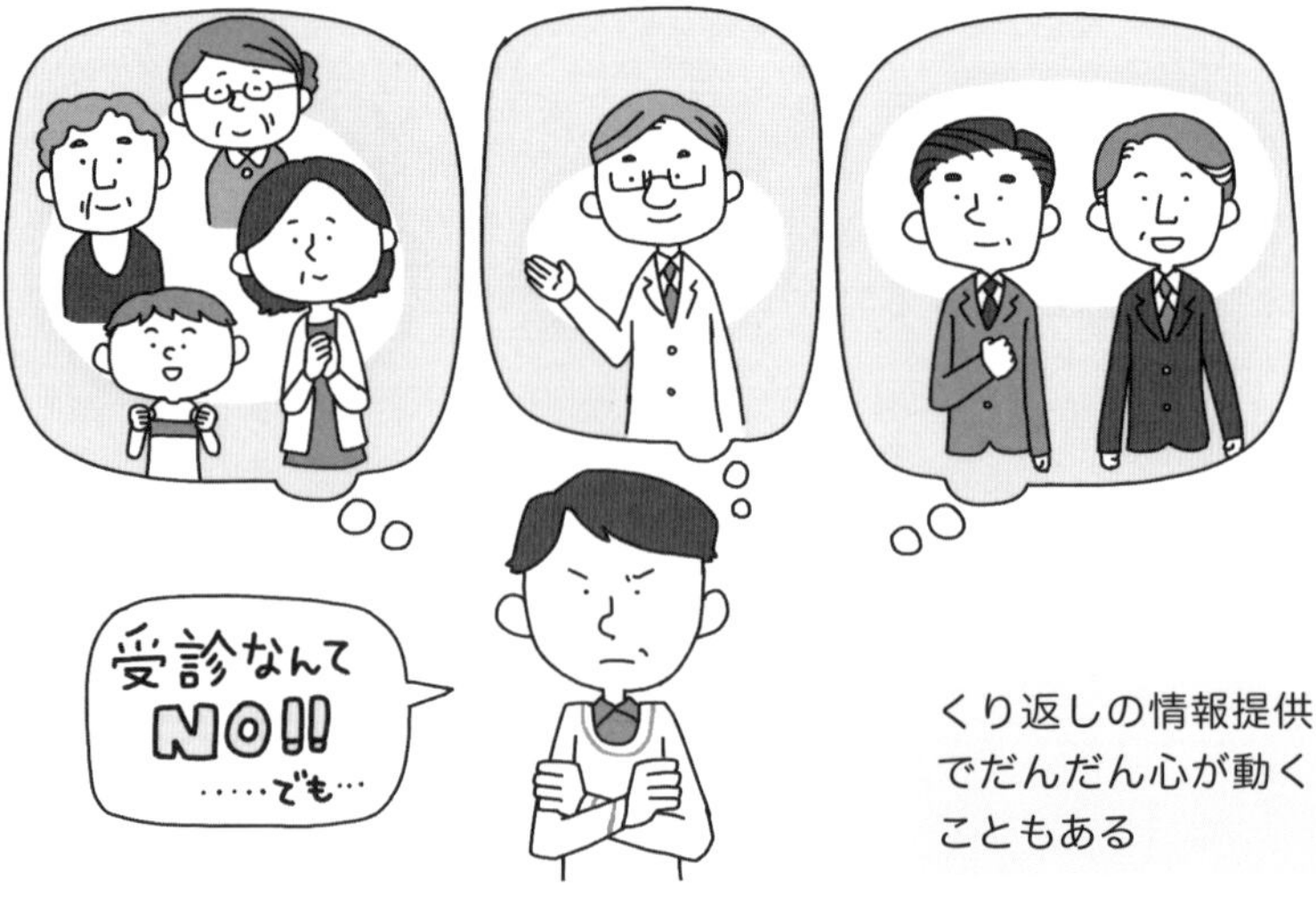

くり返しの情報提供でだんだん心が動くこともある

全身の健康状態の検査を行う

併発しているほかの病気を合併症（102ページ）といいます。アルコール依存症ではほかの病気を合併していることが少なくありません。逆に身体的な病気での受診から、アルコール依存症の治療を勧められることもあります。

アルコール依存症の治療を始める際は、合併症の有無や程度についても詳しく検査します。

最初の診察時、また、入院治療の場合には入院の際に、血液検査、尿検査、骨密度検査を行い、飲酒の影響が身体にどの程度及んでいるかを調べます。

脂肪肝、肝炎、肝硬変、膵炎などの肝臓、膵臓の病気が疑われる場合には、併せて腹部

アルコール依存症の検査

初診	まず調べることは・・・
	▶ 飲酒状況や生活状況
	▶ 身体の病気
	▶ 精神の病気

各種検査と問診を経て診断へ

超音波検査や腹部ＣＴ検査などを行います。

脳血管障害が疑われる場合には頸部《けいぶ》超音波検査、認知機能低下やウェルニッケ脳症、肝性脳症などの脳症が疑われる場合には脳波検査や頭部ＭＲＩ検査など、症状や家族の病歴などを考慮しながら検査を行います。

アルコール依存症の合併症には精神疾患も多く、精神疾患が疑われる場合には併せてその検査も行います。

質問への回答、検査の結果などを受けて医師による診察が行われます。ここで飲酒問題のレベルを判定した上で、国際的な基準（87ページ）に基づいてアルコール依存症の診断が行われ、同時に合併症の診断も行われます。

アルコール依存症の診断基準

診断基準は主に2種類

現在、世界的にアルコール依存症は2通りの診断基準で診断されています。世界保健機関（WHO）が定める国際疾病分類第10版（ICD-10）と、アメリカ精神医学会の精神疾患の診断・統計マニュアル第5版（DSM-5）です。

アメリカ以外の国の医療現場では、おもにICD-10による「依存性物質に対する依存症候群を扱った基準」が使われています。日本国内でも診断の際はICD-10を基準としていることがほとんどです。

DSM-5のほうは日本国内ではどちらかというと研究用といわれています。

多量飲酒

アルコール依存症とは診断されないものの、「多量飲酒」があり、アルコール依存症リスクが高い状態のことを「プレアルコホリズム」といいます。また、プレアルコホリズムの状態にある人のことを「プレアルコホリック」といいます。プレアルコホリズムとアルコール依存症の違いは、離脱症状と連続飲酒の経験がともにないことです。「多量飲酒」とは「純アルコールにして1日平均約60gを超える飲酒」のことです。この量を超えた飲酒は、正常飲酒の範囲を超えていると考えます。

60gの飲酒とは、飲酒の適正量が20g程度ですから、その3倍以上の量を飲んでいるということになります。その量を日常的に飲んでいる人を多量飲酒者といいます。

ここでいう多量飲酒は、単に飲酒量を定義する言葉ですので、診断名とは異なります。多量に飲んでいるかどうかだけを評価し、心身そのほかの問題の有無は問いません。

アルコール関連問題の多くは、この多量飲酒によって引き起こされると考えられています。

飲酒量の単位 「単位」と「ドリンク」

治療の際に飲酒量を「ドリンク」という単位で表現することがあります。

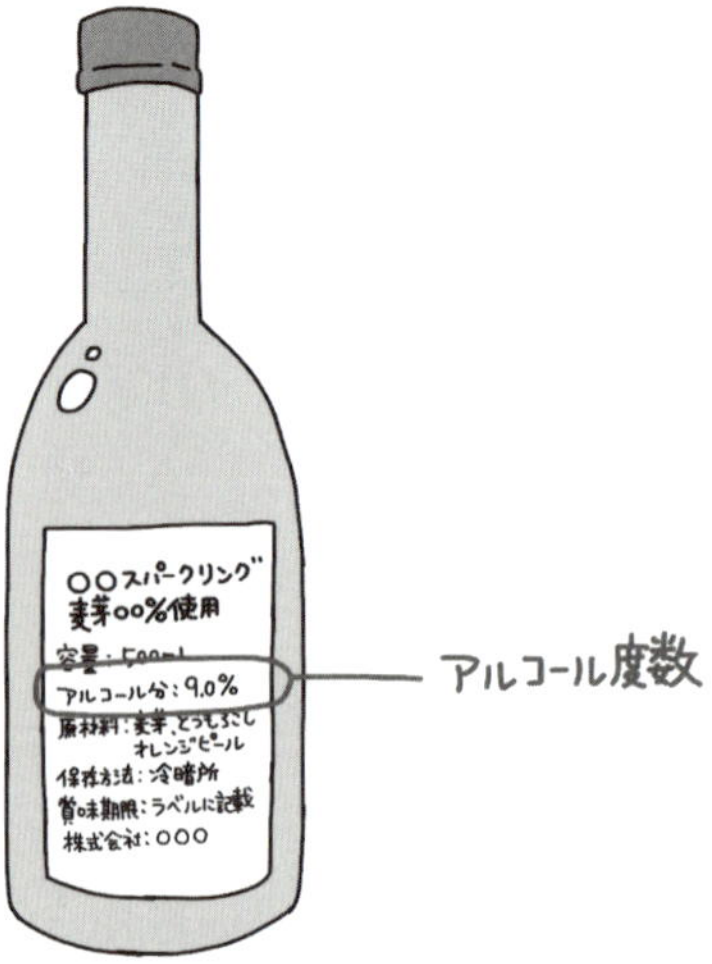
○○スパークリング
麦芽○○%使用
容量：500ml
アルコール分：9.0%
原材料：麦芽、とうもろこし
オレンジピール
保存方法：冷暗所
賞味期限：ラベルに記載
株式会社：○○○
アルコール度数

アルコールの体や精神に対する影響は、飲んだお酒の量ではなく、摂取した純アルコール量に影響されると考えます。

お酒に含まれる純アルコール量（ドリンク数）によって、飲んだお酒の影響や分解時間などを推定することができます。

お酒のラベルには、中に含まれるアルコールの度数が書かれています。この度数は、体積パーセント（％）を意味します。アルコールの比重は0・8で計算します。これらをもとに計算すると、アルコール度数5％のビールを500mL飲む場合の純アルコール量は、20gとなります。ドリンクで表現すると2ドリンクです。

従来、わが国では飲酒量を「単位」であらわし、1単位を純アルコール換算20gと表現してきました。これは日本酒1合の純アルコール量に相当します。しかし、20gを一つの括りにしていると、これが最低飲酒量と考えられがちで、国際的にも飲酒量の単位としては多すぎます。そのため、現在では純アルコールに換算して10gを基準量とした「ドリンク」が使われるようになっているのです。

ちなみに、この1ドリンクの基準量は国によって異なり、たとえばアメリカでは14g、イギリスでは8g、オーストラリアでは10gです。

純アルコール量の考え方

500(mL) × 0.05 (5%) × 0.8 = 20(g)

500(mL)	0.05 (5%)	0.8	20(g)
お酒の量 (mL)	度数または%/100	アルコールの比重（0.8）	純アルコール量 (g)

ＩＣＤ‐10 国際疾病分類第10版による診断基準

ＷＨＯによるＩＣＤ‐10では、アルコールや薬物などの依存性物質に対する「依存症候群」すなわち依存症の診断基準を定めています。アルコール依存症の診断の際は「依存性物質」を「アルコール」と読みかえて診断を行います。

ＩＣＤ‐10の基準によると、次ページの表に示す項目のうち、過去1年間に1ヵ月間以上、もしくは1ヵ月間未満であればくり返して、3項目以上に該当するケースをアルコール依存症と診断します。

ＩＣＤ‐10の項目1、2は精神依存に基づく飲酒への欲求、飲酒コントロールの障害をあらわします。項目3は身体依存から生じる離脱症状を指摘しています。項目4には、耐性が形成され、脳の神経細胞がアルコールに順応し、飲酒下で普通に機能する状態になることが挙げられています。

項目5は依存症の定義となるような病的な状態であり、アルコールを摂ることが生活の中心となり、日常の家庭生活や社会生活に支障を来している状態を指します。項目6は飲酒によって健康問題が生じていることを自身が知っているにもかかわらず、それでも飲酒を続けるような状態を示します。飲酒による有害な結果を無視して飲酒を続けており、飲酒にとらわれ、正常な判断力が奪われていると解釈できます。

最終草案が２０２２年１月に、ＷＨＯで正式に発効し、日本は翻訳の途上と推察されますが、今までに50ヵ国以上が使用しています。なお、ＩＣＤ-11では、アルコール依存症という病名が、〝アルコール依存（alcohol dependence）〟となり、診断項目がさらにシンプルなものになります。

アルコールによる依存症候群 ICD-10 と 11 の比較

ICD-10

1. 飲酒に対する渇望
飲酒したいという強い欲望、または飲酒しなくてはという感覚がある

2. 飲酒行動の抑制喪失
飲酒を始めたり、切り上げたり、または飲酒量をコントロールすることができない

3. 離脱症状
飲酒していないときに離脱症状があらわれたり、離脱症状を避けるために飲酒をする

4. 耐性の増大
以前よりも多く飲酒しないと酔わなくなった

5. 飲酒中心の生活
飲酒することで頭がいっぱいになり、そのほかのことに関心が薄くなり、生活のなかで飲酒の影響を受けている時間が長くなった

6. 有害な飲酒に対する抑制の喪失
飲酒によって健康や社会生活、仕事などに悪い影響が出ているのに、飲酒をやめない

6 項目のうち、通常過去 1 年間のある期間に 3 項目以上が同時に 1 ヵ月続いたか、またはくり返し出現した場合に診断する。

ICD-11

1. 飲酒のコントロール障害
渇望を伴うこともあるが、診断に必須ではない

2. 飲酒中心の生活
問題が生じていても飲酒を継続している場合もある

3. 生理学的特性（物質に対する神経順応）
耐性または離脱症状がある

2 項目以上が 12 ヵ月間認められた、またはそれに加えてほぼ毎日の飲酒が 1 ヵ月以上続いた、または 1 ヵ月以上続いた場合に診断する。

※診断ガイドラインの文章を簡略化しています。

DSM-5-TR精神疾患の診断・統計マニュアル第5版による診断基準

一方、アメリカ精神医学会の精神疾患の診断・統計マニュアルでは、前版である第4版（DSM-Ⅳ）までは「依存」と「乱用」がそれぞれ定義されていましたが、新しい第5版（DSM-5-TR）では、依存という名称がなくなり、「依存」と「乱用」と併せて「物質使用症」という名前の新しい分類になりました。

ここでいう物質にはアルコール、カフェイン、大麻、ニコチン（タバコ）、幻覚薬や鎮静薬、睡眠薬、抗不安薬など多くの薬物が含まれています。つまり、アルコール依存症も、アルコールという物質の使用症という呼び方になります。

DSM-5からは依存という病名はなくなりましたが、日本国内の医療現場では、現在も依存や依存症という名称が広く使われています。

また、DSM-Ⅳでは乱用の診断基準に「法律上の問題」が入っていましたが、DSM-5では削除されています。さらに、基準に該当する数で重症度が判定できるようになり、該当数が多いほど重症度が高いとされます。

DSM－5－TRによるアルコール使用症の診断基準

内容	診断項目
社会障害	物質使用の結果、社会的役割を果たせない。
社会障害	身体的に危険な状況下で反復使用する。
社会障害	社会・対人関係の問題が生じているにもかかわらず、使用を続ける。
耐性	反復使用による効果の減弱、または使用量の増加。
離脱	中止や減量による離脱症状の出現。
自己制御困難	当初の思惑よりも、摂取量が増えたり、長期間使用する。
自己制御困難	やめようとしたり、量を減らす努力や、その失敗がある。
自己制御困難	物質に関係した活動（入手、使用、影響からの回復）に費やす時間が増加する。
自己制御困難	物質使用のために重要な社会活動を犠牲にする。
自己制御困難	心身に問題が生じているにもかかわらず、使用を続ける。
欲求	物質使用への強い欲求や衝動がある。

これらが同じ 12 ヵ月以内で起こる。

表に示す 11 項目のうち、2 ～ 3 項目が該当すれば軽症、4 ～ 5 項目が該当すれば中等症、6 項目以上が該当すれば重症として、アルコール使用障害のレベルを定めていますが、依存症かどうかという考えは示していません。

先述した通り、現在国内の診療の現場ではICD-10が使われることが主流です。今後はさらに新しいICD-11が使用されるようになるでしょう。

そして、ICD、DSMいずれの診断基準でも、通常これだけをもって診断を行うことはなく、医師が診察を行い、各種の検査や患者さんの総合的な状況から病名が判断されます。

なお、ICD-11における「アルコールの有害な使用パターン」の定義では、他人の健康への害も考慮されることになりました。たとえば、夫の飲酒が原因で妻がうつ病になってしまったようなケースで、夫の飲酒について「アルコールの有害な使用パターン」と判断し医療支援を検討します。

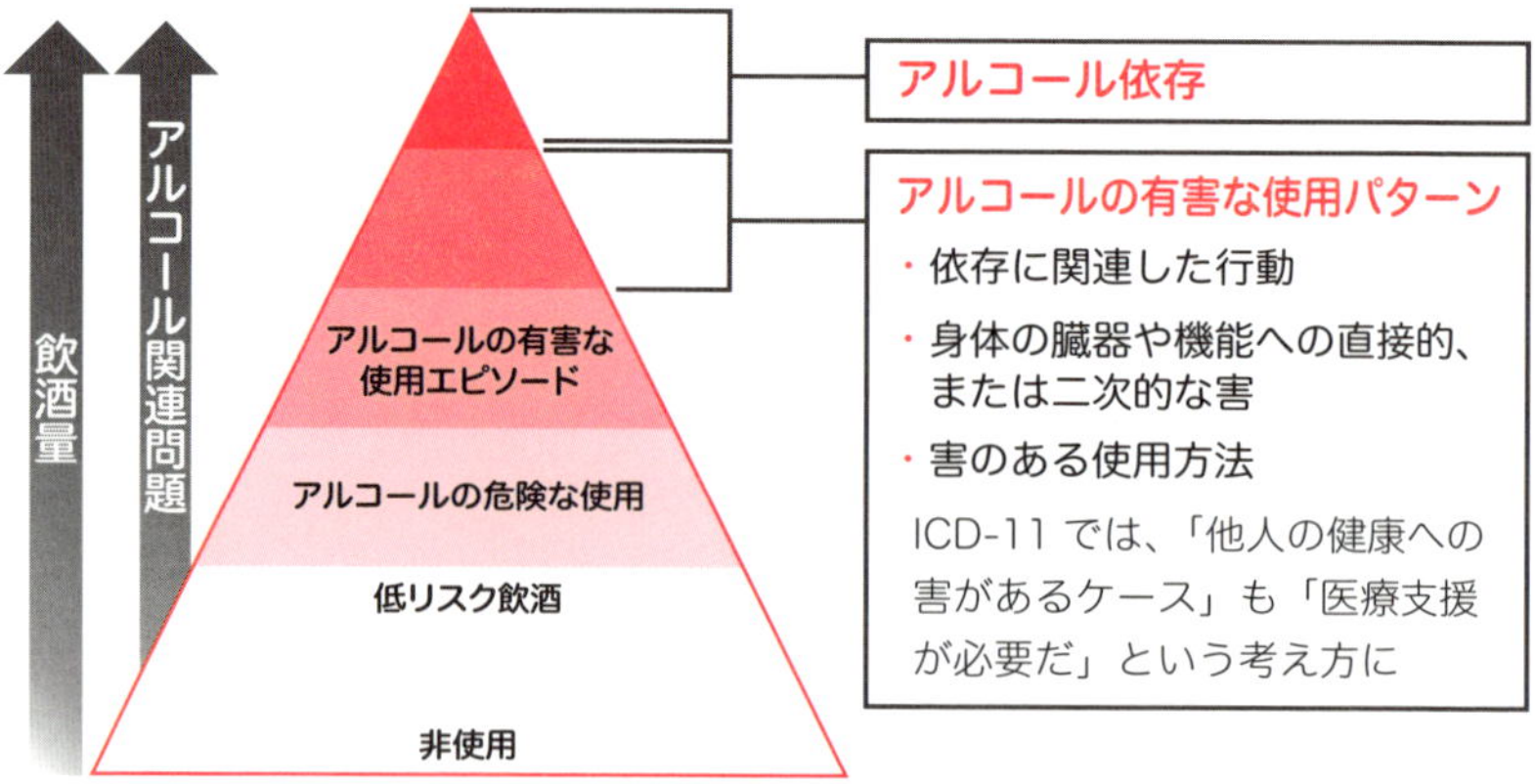

アルコール依存症のスクリーニングテスト

スクリーニングテスト

前頁で診断基準を紹介しましたが、アルコール依存症の早期発見のツールとして、スクリーニングテストが使われることがあります。ＣＡＧＥ《ケージ》やアルコール使用障害同定テスト（Alcohol Use Disorders Identification Test；ＡＵＤＩＴ《オーディット》）などがよく使われています。

こうしたテストは本人が回答して評価するように作成されており、点数配分などで本人の否認傾向も考慮されています。本人にアルコール依存症を気づかせるために、また、家族が本人の飲酒問題の程度を知るために使用することもできます。

しかし、あくまでもスクリーニング（ふるい分け）に使用するもので、診断基準ではないことに注意が必要です。

医師による診断とは性質が異なり、主に早期介入や予防のために用いられます。テストごとに目的が異なり、いずれも、簡単な質問に答えるだけで短時間に結果が得られ、専門家でなくても実施できるという点がメリットになります。

CAGE

ＣＡＧＥは、４つの質問からなる単純なアルコール依存症かどうかを選り分ける検査です。４項目のうち、２項目以上に当てはまればアルコール依存症の可能性が高いと判断されます。回答の対象となる期間が特定されていませんが、実施するときはだいたい調査時点までの半生を対象期間として行います。

簡単ですが、精度の高い検査といえ、職場の健康診断などで実施されている検査結果を分析すると、ＣＡＧＥの敏感度（アルコール依存症の患者を正しく陽性と判定できる）は77・８％、特異度（アルコール依存症でない人を正しく陰性と判定できる）は92・６％になります。

ちなみにＣＡＧＥという名称は、４つの質問項目、減酒（Cut down）の必要性、他者からの批判への煩わしさ（Annoyed by criticism）、飲酒への罪悪感（Guilty feeling）、朝の迎え酒（Eye-opener）の頭文字から取っています。

CAGE 設問

以下の質問に「はい」か「いいえ」で答えます。
2項目以上当てはまる場合は、アルコール依存症の可能性が高いと考えられます。

Cut down – 減酒
・これまで自分の飲酒量を減らしたほうがよいと感じたことはありますか？

Annoyed by criticism
- 他者からの批判への煩わしさに悩まされる
・これまで周りの人からあなたの飲酒について批判され、そのことに悩まされたことはありますか？

Guilty feeling - 罪悪感
・これまであなたは飲酒することに罪悪感をおぼえたことはありますか？

Eye-opener - 朝の迎え酒
・これまで、朝起きてすぐ神経を落ちつかせるため、または二日酔いから逃れるために朝の迎え酒が必要だと感じたことはありますか？

AUDIT（Alcohol Use Disorders Identification Test）

ＡＵＤＩＴは、ＷＨＯがスポンサーとなって作られた、国際的に広く使用されている、アルコール関連問題の重症度を測定するための検査です。10項目の質問が用いられます。質問1〜3で現在の飲酒量や飲酒頻度を確認し、質問4〜10で過去1年間に生じた飲酒に関連する問題の有無をチェックし、各質問の点数を合計します。

多くのスクリーニングテストがアルコール依存症を識別するために考案されているのに対して、ＡＵＤＩＴは識別だけではなく、将来的なリスクのある飲酒者の判別も目的としていることが特徴です。

ふるい分けの目安は国によって異なりますが、日本では8点以上でなんらかの「問題飲酒」、15点以上でアルコール依存症が疑われます。

ＡＵＤＩＴはアルコール消費量、ほかのアルコール依存症のスクリーニングテストや検査値と相関があり、家族歴などとも関連していることが報告されています。かかりつけ医など非アルコール依存症専門医による問題飲酒者の発見に関する調査では、ＡＵＤＩＴは検査値に基づいたふるい分けよりも敏感度、特異度ともに優れ、早期からの治療開始に役立っています。

AUDIT　チェックシート

1	あなたはふだん酒類（アルコール含有飲料）を、平均するとどのくらいの頻度で飲みますか。	0点	飲まない
		1点	月に1度以下
		2点	月に2～4度
		3点	週に2～3度
		4点	週に4度以上
2	飲酒するときには、通常どのくらいの量を飲みますか。次の表を参考にお答えください。	0点	0～2ドリンク
		1点	3～4ドリンク
		2点	5～6ドリンク
		3点	7～9ドリンク
		4点	10ドリンク以上
	「日本酒」1合＝2ドリンク		
	「ビール」大瓶1本＝2.5ドリンク		
	「ウイスキー」水割りダブル1杯＝2ドリンク		
	「焼酎」お湯割り（5：5）1杯＝1ドリンク		
	「ワイン」グラス1杯＝1.5ドリンク		
	「梅酒」小コップ1杯＝1ドリンク		
3	一度に6ドリンク以上飲酒することがありますか。あるとすればどのくらいの頻度ですか。	0点	ない
		1点	月に1度未満
		2点	月に1度
		3点	週に1度
		4点	毎日あるいはほとんど毎日
4	飲み始めたら、やめられなかったということが、過去1年間にどのくらいの頻度でありましたか。	0点	ない
		1点	月に1度未満
		2点	月に1度
		3点	週に1度
		4点	毎日あるいはほとんど毎日
5	普通の状態だとできることを、飲酒していたためできなかったということが、過去1年間にどのくらいの頻度でありましたか。	0点	ない
		1点	月に1度未満
		2点	月に1度
		3点	週に1度
		4点	毎日あるいはほとんど毎日

6	深酒の後で体調を整えるために、翌朝飲酒（迎え酒）をしなくてはならなかったことが、過去１年間にどのくらいの頻度でありましたか。	0点	ない
		1点	月に１度未満
		2点	月に１度
		3点	週に１度
		4点	毎日あるいはほとんど毎日
7	飲酒後、罪悪感や自責の念にかられたり後悔したことが、過去１年間にどのくらいの頻度でありましたか。	0点	ない
		1点	月に１度未満
		2点	月に１度
		3点	週に１度
		4点	毎日あるいはほとんど毎日
8	深酒のため前夜のできごとを思い出せなかったことが、過去１年間にどのくらいの頻度でありましたか。	0点	ない
		1点	月に１度未満
		2点	月に１度
		3点	週に１度
		4点	毎日あるいはほとんど毎日
9	あなたの飲酒のために、あなた自身かほかの誰かがけがをしたことがありますか。	0点	ない
		2点	あるが、過去1年にはなし
		4点	過去１年にあり
10	肉親や親戚、友人、医師、あるいはほかの健康管理に関わる人が、あなたの飲酒について心配したり、飲酒量を減らすように勧めたりしたことがありますか。	0点	ない
		2点	あるが、過去1年にはなし
		4点	過去１年にあり

●各項目の点数

1	点	2	点	3	点	4	点	5	点
6	点	7	点	8	点	9	点	10	点

合計　　　　　　点

0～7点の方は…
・今のところ、危険の少ないお酒の飲み方です。 ・今後も健康的なお酒とのつき合いを心がけてください。
8～14点の方は…
・あなたの健康や社会生活に影響が出る恐れがあります。 ・これまでのお酒の飲み方を修正されたほうがよいでしょう。 ・１日２ドリンクまでの飲酒にとどめましょう。
15点以上の方は…
・アルコール依存症が疑われます。 ・今後の目標は“断酒”にしましょう。

スクリーニングテストの位置づけ

アルコール依存症のスクリーニングテストは、アルコール関連問題を評価するための手段で、いろいろな種類があり、それぞれのテストにより目的が異なります。

簡単な質問に答えるだけで短時間に結果が得られ、専門家でなくても実施することができるため、早期介入や予防に役立ちます。

スクリーニングでの評価はあくまでも簡易検査であり、医師による診断とは異なるものです。

▶簡単な質問に答えるだけで、すぐに判定できる

▶専門家でなくても行うことができる

▶医師の診断の前に、早期介入や予防のために用いられる

アルコール依存症の合併症

ほかの依存症

依存症は相互に関連しています。一つの依存症を持つ人は、別のなにかにも依存する可能性が高い場合があるのです。

ですから、アルコール依存症の診断を行う際には、アルコール以外の依存症がないかチェックすることも必要です。アルコールを断つことができても、ほかの有害な物質や行為に依存してしまっては治療したことにならないからです。

また、ほかの病気を合併していないかどうかもチェックします。

依存症は関連しやすい

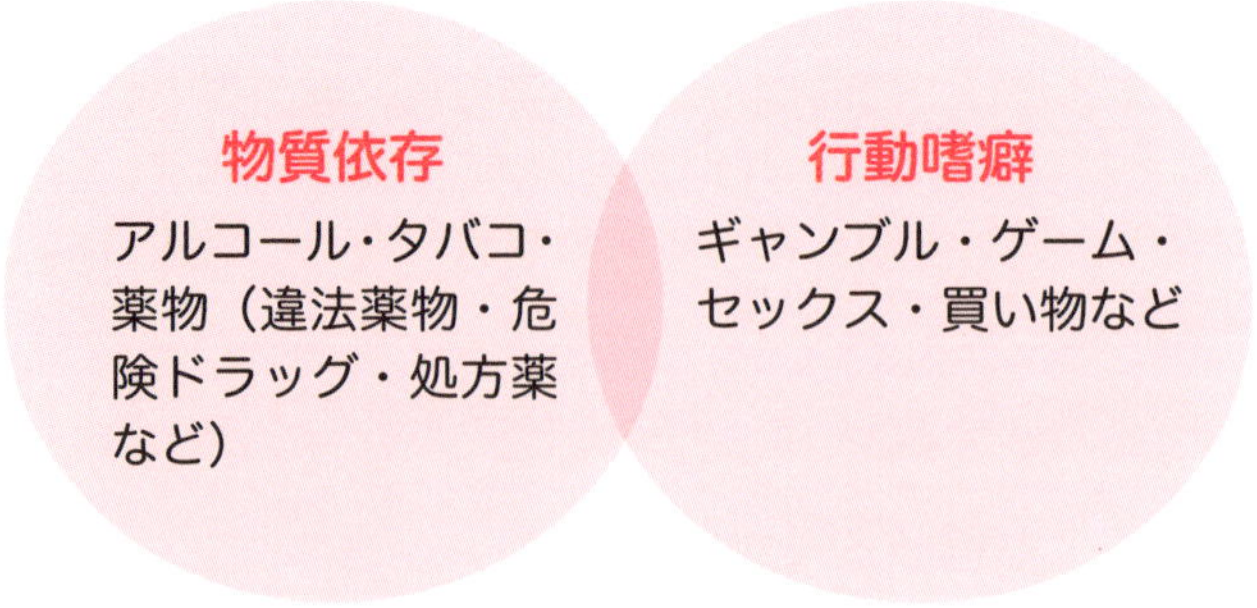

依存症はほかの依存症を併発しやすい

合併しやすい身体疾患

アルコール依存症に合併しやすい病気では、多量飲酒による身体への影響で発症する病気があります。依存まで行かなくても習慣的な飲酒は多くの病気のリスクを高めますが、多量飲酒、アルコール依存症と飲酒量が増えるに従って病状も深刻なものが増えてきます。

代表的な合併症を紹介します。

・多臓器の障害

長期（5年以上）の多量飲酒が主な原因となる多臓器不全をアルコール性臓器障害といいます。女性や生まれつきお酒に弱い人では、もっと少ない量でもアルコール性臓器障害を起こします。

アルコールの作用によって消化器に潰瘍《かいよう》や炎症を起こすことがあります。下痢や消化不良などの症状として自覚できることもあります。

・肝臓の障害

また、過剰な飲酒が続くと脂肪肝《しぼうかん》がひき起こされます。断酒により治癒します。さらに飲酒を続けていると約10〜20％にアルコール性肝炎があらわれます。アルコール性肝線維症に進行するケースもありますし、肝炎と肝線維症を合併することもあります。これが重症化せずにさらに長期に渡って多量の飲酒を続けていると、アルコール性肝硬変へと進行していきます。女性はより少ない量、短い期間でアルコール性肝硬変がひき起こされます。肝硬変が食道静脈瘤《しょくどうじょうみゃくりゅう》を形成し、これが破裂して出血すると死亡することもあります。

・循環器の障害

アルコールは血圧を上げます。平均日本酒1合の飲酒により最高血圧が2～4㎜Hg（水銀柱）上がるといわれています。高血圧の人では、その上げ幅がさらに大きくなります。

高血圧が動脈硬化などの血管障害につながり、不整脈、アルコール性心筋症、虚血性心疾患（狭心症、心筋梗塞）、脳血管障害（脳出血、脳梗塞）など深刻な事態につながります。

・膵臓の障害

アルコールが膵臓の消化液の流れを妨げます。飲酒は急性、慢性の膵炎のリスクを高めます。膵炎はお腹から背中にかけて激痛が走る重い病気です。男性では、飲酒が最大の原因です。膵臓の機能が衰えると糖代謝が悪くなり、糖尿病のリスクが高まります。糖尿病自体もさまざまな全身の障害をひき起こす怖い病気です。

・がん

アルコールは、発がん物質を活性化したり、DNAの修復たんぱくの働きを抑制する、もしくは有害なアセトアルデヒドの影響などのメカニズムによって上部消化管（口腔・咽頭・喉頭・食道・胃）のがんを起こしやすくします。とくに、飲酒後に顔の赤くなる人は、その可能性が高いといわれています。

アルコールの影響で肝臓の機能が低下していると、体内に入った有害物質を分解して無毒化するシステムが働きにくいことも関連していると考えられます。

そのほか、アルコールは肝臓がん、大腸がんの発症との因果関係も指摘されています。

・脳や神経の障害

多量飲酒によって神経細胞が破壊されるため、脳（前頭葉《ぜんとうよう》など）が萎縮《いしゅく》します。前頭葉が萎縮すると人格の変化や認知機能の低下があらわれることがあります。大脳基底核が萎縮すると運動能力に異常が起きたり、認知機能が低下することがあります。脳の萎縮が軽度の場合は、断酒することで回復することがあります。

また、脳梗塞や脳出血にもなりやすく、これらの脳血管障害から認知機能が低下することもあります。

また、飲酒する人のなかにはお酒ばかり飲んで食事をあまり摂らない人がいます。アルコールを代謝するときにビタミンB_1（チアミン）が大量に消費されるのですが、食事を摂らないとこのチアミンが不足してしまいます。飲酒によるビタミンB_1不足はウェルニッケ脳症（意識障害、運動失調、眼筋麻痺《がんきんまひ》）、コルサコフ症候群（記憶障害、見当識障害《けんとうしきしょうがい》、※作《さく》話《わ》）などの脳障害のリスクを高めます。

・精神疾患

酒の飲みすぎはうつ病をひき起こし、悪化させます。また、うつ病や不眠の人は眠る際にアルコールに頼る傾向があり、飲酒量が増えがちです。しかしアルコールは眠りを浅くするなど睡眠の質を悪くする性質があります。また、アルコールは自殺の危険性を高めます。

・そのほかの障害

アルコールは骨量の低下につながり、骨粗しょう症、大腿骨頭壊死《だいたいこっとうえし》などのリスクを高めます。

自律神経の働きを阻害し、造血機能やホルモン分泌にも影響します。このため貧血やホルモン異常（生殖機能の障害、月経異常）などをひき起こします。

※事実ではないことを実際の体験のように話す精神症状。本人は虚偽だとは思っていない。

アルコール依存症と精神疾患

アルコール依存症には、精神疾患も合併しやすいことが知られています。精神疾患による生きづらさが物質依存へつながるケースもありますし、また精神疾患による脳の働きの低下が、飲酒行動のコントロールを難しくしてしまうというケースもあります。

物質使用障害（アルコール使用障害、薬物使用障害）の患者さんの約半数にほかの精神疾患の合併がみられるという報告もあります。

前項でもアルコールによって精神疾患のリスクが高まることをお話ししましたが、アルコール依存症に合併する精神疾患は非常に多く、なかでもうつ病や、ほかの対象への依存症（ニコチン、ギャンブル）などが目立ちます。またそれらに伴う自殺のリスクが高いことにも注意が必要です。年齢が高くなると認知症の合併もみられます。

反対にうつ病、双極性障害、摂食障害（とくに女性）など精神疾患のある人にアルコール依存症などの物質使用障害が合併しやすいという研究もあります。理由としては、うつ病の場合は自己治療※として、摂食障害の場合ではコントロールできないものが食べ物からアルコールに置き換わってしまったということもあります。ストレスへの対処能力の低さなども考えられます。精神状態と依存の間には密接な関わりがあると推測できます。

アルコール依存症と精神疾患を合併している場合には、アルコール依存症の症状の陰に、

※患者さんによるつらい状態を脱しようとする自発的な行為。

アルコール依存症と精神疾患

合併が多い

- アルコールの影響（不眠、脳機能の低下など）
- 生きづらさ（発達障害、環境など）
- ストレス対処能力

鑑別が難しい

- アルコール依存症の症状に精神疾患が隠れているケース
- ほかの精神疾患の症状が実はアルコールの影響であったケース

ほかの精神疾患の症状が隠れてしまうこともあるので診断が難しく、注意が必要です。

たとえば、不安障害を抱えている患者さんが不安感を解消するために飲酒に依存しているような例では、断酒をきっかけに酩酊に隠されていた不安症状があらわれたりします。隠れていたものなのか、断酒をきっかけに新たに発症したものなのかの鑑別は容易ではありません。

逆に、見えている症状が実はアルコールの影響によるものであるケースもあります。たとえば、もの忘れや無気力などの症状から認知症と診断されていた患者さんが、断酒したことによって認知機能を回復したという例もあります。

いずれにしても長期的に見れば、アルコール依存症を治療することでほかの精神疾患もよくなることが多いです。

第4章

アルコール依存症の治療

最近になってアルコール依存症の治療は
選択肢が増えてきました。
医療機関で行われる治療や、新しい治療法、また久里浜医療センターの減酒外来での治療について解説します。

アルコール依存症の治療の流れ

新しいガイドライン

本書でも述べてきたように新しい治療法のあり方が模索されるなか、2018年には、『新アルコール・薬物使用障害の診断治療ガイドライン』が作成されました。つまり、日本全国の医師がアルコールの依存症、薬物の依存症治療の基準とするための指針を、新たに定めたのです。ここで、薬物使用障害も含まれているのは、医学的にはアルコールの使用障害と、薬物の使用障害は近い関係にあるためです。

これを作成するに当たって、柱となる考えとして「軽症依存症に焦点をおいた内容にする」、ということがポイントになっています。従来、医療へアクセスしづらかった層、治療の必要性を感じにくかった層が治療にかかりやすくなるようにしたのです。そのために、アルコール依存症治療の専門家ではない医師や医療職の人でも対応できるような基準にしました。その中では、基本的に断酒を目標とすることを推奨しながら、別途減酒を目標とした治療についても定めています。

新アルコール・薬物使用障害の診断治療ガイドラインでの推奨事項

治療目標が断酒の場合
1. アルコール依存症の治療目標は、原則的に断酒の達成とその継続である。
2. アカンプロサートが第一選択薬である。1回333mg錠を2錠、1日3回食後に服用する。服用期間は原則的に6ヵ月であるが、必要に応じてさらなる延長も考慮する。
3. ジスルフィラムやシアナミドは、断酒への動機付けがある患者に使用する第二選択薬である。使用に際しては、その作用機序や副作用について十分に説明する。特にシアナミドは肝障害をひき起こしやすいので、肝機能を定期的にチェックしながら使用する必要がある。服用期間は6～12ヵ月とする。
4. 断酒を維持するために、薬物のアドヒアランス（きちんと薬を使用すること）を高めるよう配慮する。
5. 心理社会的治療の併用も、断酒の維持に重要である。

治療目標が減酒の場合
1. 軽症の依存症で明確な合併症を有しないケースでは、飲酒量低減が治療目標になり得る。
2. より重症な依存症ケースであっても本人が断酒を希望しない場合には、飲酒量低減を暫定的な治療目標にすることも考慮する。その際、飲酒量低減がうまく行かない場合には断酒に目標を切り替える。
3. 治療薬物としてナルメフェンを考慮する。※
4. 毎日の飲酒量のモニタリングなどの心理行動療法の併用が重要である。

新興医学出版社「新アルコール・薬物使用障害の診断治療ガイドライン」p23 表2「アルコール依存症の再発予防に際して推奨される薬物治療」を改変して引用

※ガイドライン作成時点ではナルメフェンは発売前であったが、現在は発売されているので、ナルメフェンは減酒治療の場合の第一選択薬と考えることができる。

入院治療で生活環境をリセット

アルコール依存症と診断された場合は、入院での治療が選択されることが多いです。しかし、近年はナルメフェンがよく使われるようになり、外来治療患者が急速に増えてきています。

アルコール依存症は、飲酒をやめるだけでは回復は難しいのが現実です。やめると同時に、飲酒しづらい、また飲酒しなくて済むような環境を作り、その状態を維持しなくてはなりません。

長年、多量飲酒の状態にあった患者さんは日常生活のなかに飲酒という行為が強く組み込まれています。いつもの生活の延長では飲酒を再開してしまいやすいのです。そのため、今の生活環境をひとまずリセットし、治療に専念することができる入院治療が効果的なのです。

とくに重度の離脱症状があったり、合併症が進

生活から飲酒を切り離そう

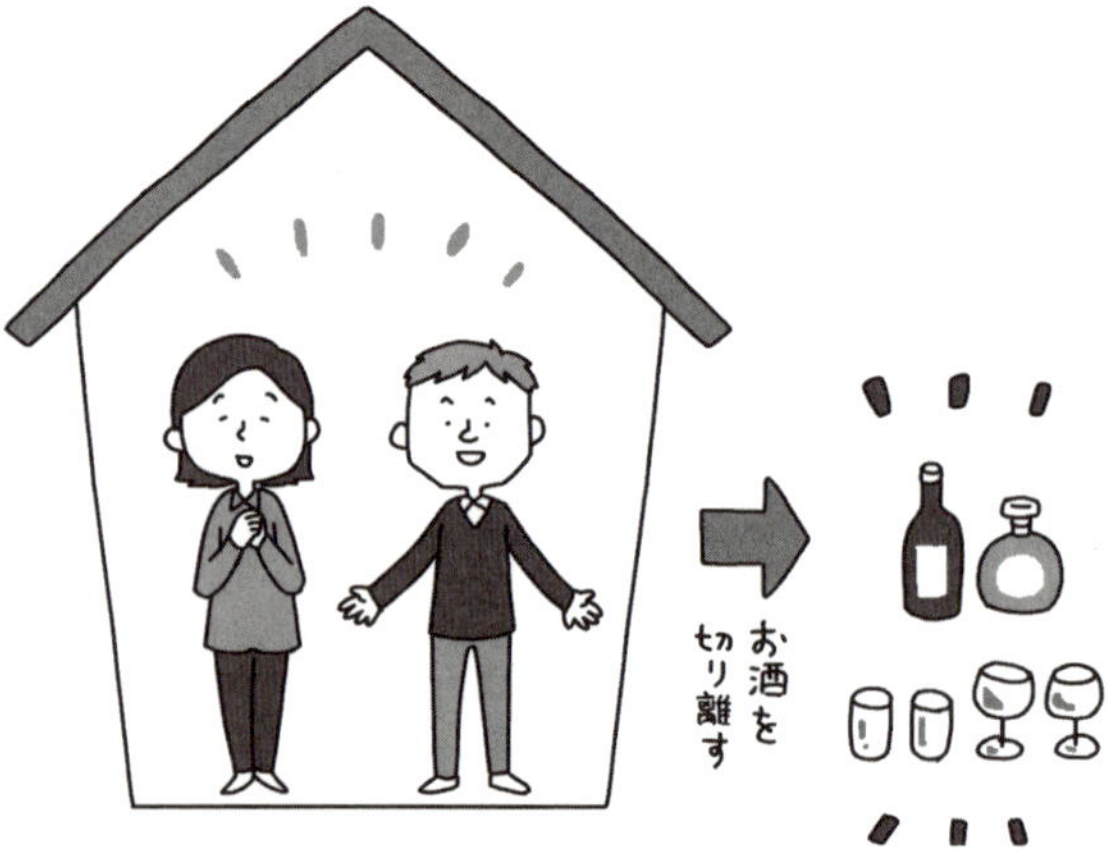

行していたり、患者さん本人の治療意欲が低い場合は入院が勧められます。離脱症状は断酒することによって不快な症状をもたらし、患者さんが依存症から抜け出すための大きな障害となります。離脱症状がつらくて依存症の治療を断念してしまう患者さんもいます。しかし離脱症状はずっとは続きません。一定期間経過するとだんだん軽減し、最終的にはほとんど気にならなくなるケースもあります。断酒直後のもっとも離脱症状が強くあらわれる時期を入院して過ごすことにより、断酒の継続を確実にし、またつらい症状にきめ細かく安全に対処することができます。

残念ながら、退院直後に飲酒を再開してしまう患者さんがいますが、退院前にはそうならないための生活指導や退院後のフォローアップも行われます。

依存の程度が軽度で、患者さん本人が治療に前向きで、医師と協力しながら生活改善をしていくことができる場合には、入院せずに外来で治療が行われることもあります。通院による治療には、患者さんがアルコール依存症を克服しながら、回復するための生活基盤を家族や支援者と一緒に作っていけるというメリットがあります。周囲の人も本人が回復していく様子をそばで見守り、実感することができます。

また、患者さんの精神状態が不安定で自傷や自死の危険性がある場合、暴言や暴力がある場合も緊急避難的に入院が選ばれることがあります。

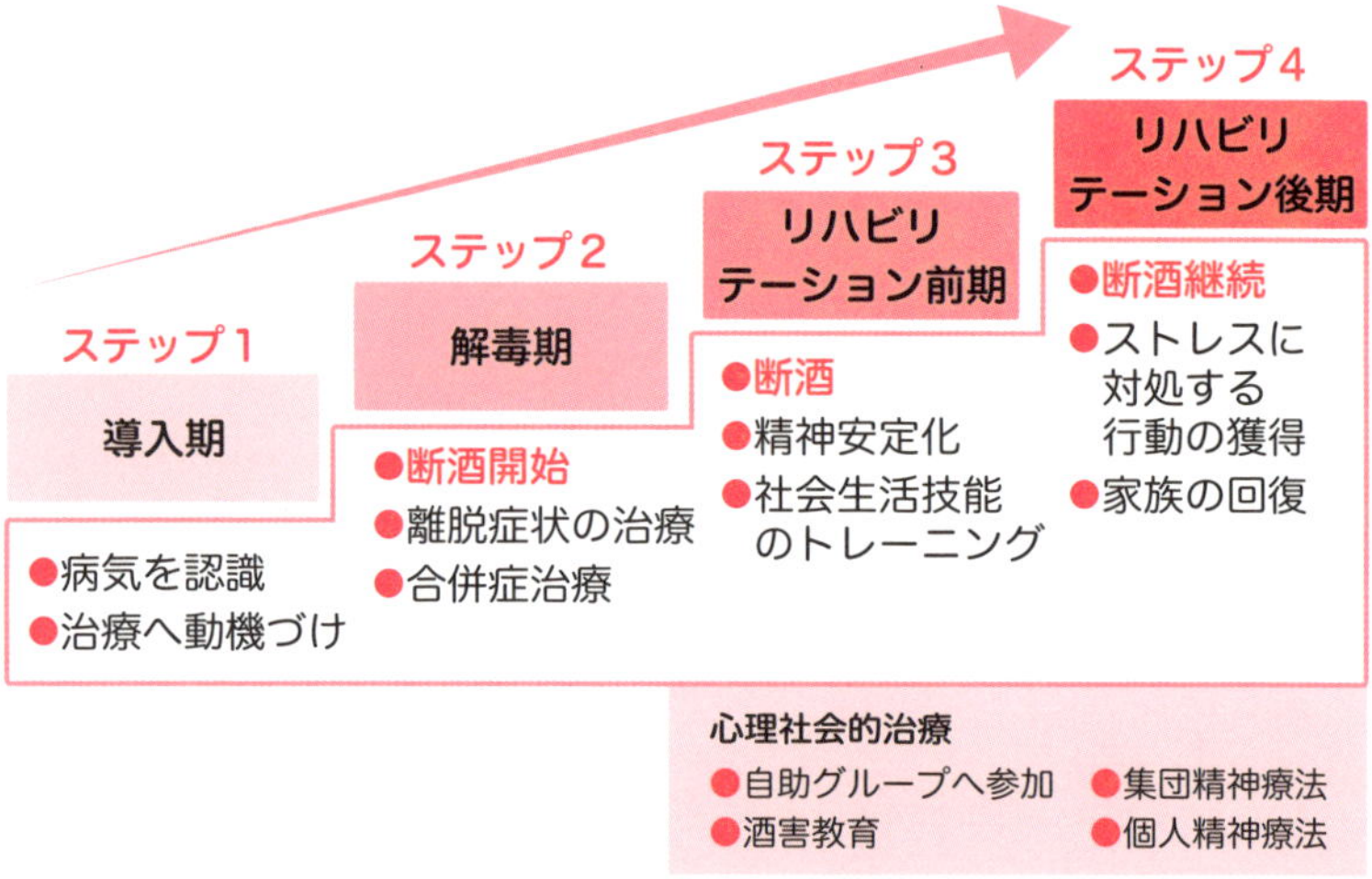

治療の流れ

アルコール依存症の入院治療の一般的な流れは次のようなものになります。

導入期：初回診察～断酒開始前

アルコール依存症が治療の必要な病気であること、治療によって回復することなど、正しい知識を患者さんに認識してもらい、治療への意欲を醸成します。

解毒期：約3週間

断酒を開始します。同時に治療への動機づけをさらに強化し、離脱症状や合併症の診断、治療を行います。3週間ほどで離脱症状が治まり、体調が落ちついてきます。

ここまでの初期治療では、動機づけや、離

脱症状や合併症への治療が中心です。治療が進行するにつれて患者さんはアルコールにとらわれなくなります。本来の人柄や理性を取り戻し、今後の生活や周りの人との関わりについて建設的に考えられるようになります。

リハビリテーション前期：約7週間

心身がある程度回復したところで、リハビリテーションが開始されます。

心理社会的治療として、飲酒に対する考え方や行動を見直すための精神療法を受けたり、復帰のためのプログラムに参加したりして、健康的な生活習慣や集中力、社会性などを回復させ、退院後も断酒を継続できるように訓練を積みます。

リハビリテーション後期：退院後〜一生

退院後は、専門施設への定期通院や自助グループへの参加などによりフォローアップを受けながら断酒を続けます。薬物療法として退院後一定期間、後述する治療薬の服用が勧められます。後期治療では、依存症やアルコールの害について正しい知識を身につける酒害教育、薬物療法、心理社会的治療が中心となります。心理社会的治療では、集団精神療法（ミーティング）、認知行動療法、断酒会・ＡＡ（アルコホーリクス・アノニマス）などの自助グループへの参加、作業療法、家族教育などが行われます。

離脱症状の治療

アルコール離脱症候群

依存物質が断たれることで、さまざまな不快な症状が起きる離脱症状は、禁断症状とも呼ばれ、依存症の治療を難しくさせる一因です。アルコール依存症でも離脱症状は起こります。しかし、離脱症状は物質が断たれた時間が長くなるにつれてだんだん弱くなり、ある程度の時間が経過すると気にならなくなるか消失します。

離脱症状にはさまざまな症状があります。出現するタイミングもさまざまで、飲酒中断後、数時間と比較的早い時期に生じる離脱症状や、飲酒中断後、数日してあらわれ始める離脱症状もあります。

症状は発汗、ふるえ、高血圧、頻脈《ひんみゃく》などの自律神経症状や、イライラ、不安感、焦燥感などの精神症状、むかつき、おう吐などの胃腸症状がよく見られます。一過性の幻覚やけいれん、居場所や時間などの感覚が薄くなる見当識障害などがあらわれることもあります。興奮したり、不眠や不安感、ふるえ、けいれん、見当識障害などを伴い、幻覚や妄想があらわれることもあります。飲酒中断直後からあらわれることもありますが、数日経過後に見られることが多い症状です。後期離脱症候群、または、アルコール離脱せん妄《もう》と呼ばれることもあります。せん妄とはいろいろな原因で生じる意識障害の一種で、幻覚を訴えるなど、意識が混乱した状態です。

アルコール離脱せん妄では、存在しない虫や動物がいると言ったり、体に虫が這《は》っているなどと訴えたりするものが目立ちます。患者さんのこうした様子を目《ま》の当たりにすると家族はショックを受けますが、一時的なものであることが多く、断酒を続けていれば起こらなくなります。

早期にあらわれる離脱症状は時間の経過とともにだんだん強くなり、24時間をピークにしてその後減弱し、数日後にはおさまることが多いです。

後期に出現する離脱症状も通常は1週間ほどであらわれなくなりますが、まれにもっと長引き、数週間も続いてしまうことがあります。アルコール依存症治療の全体の流れから見ると、こうした離脱症状が落ちつくまでを解毒期と考えることができます。

離脱症状の治療

離脱症状の治療は基本的に、あらわれている症状に対して薬物で対処していくことになります。自律神経症状、不眠や不安感に対しては睡眠薬や抗不安薬を用い、幻覚や妄想には抗精神病薬を用います。

アルコール離脱せん妄については、抑制系の脳神経が断酒によって一時的に機能しなくなり、その影響で興奮系の脳神経が活発になってしまうと考えられています。海外では抑制系の働きを促すためベンゾジアゼピン系の薬剤が用いられることが多いです。国内では呼吸機能への影響が心配されるため、抗精神病薬での対処が中心になっています。また患者さんの興奮が強い場合も抗精神病薬の使用が検討されます。

いずれにしても、断酒している時間が長くなれば消失するので、あまり薬剤の長期使用はせず、長くても1週間程度に留めます。

なお、せん妄は、薬剤の副作用でも起こることがあるので注意が必要です。

離脱症状

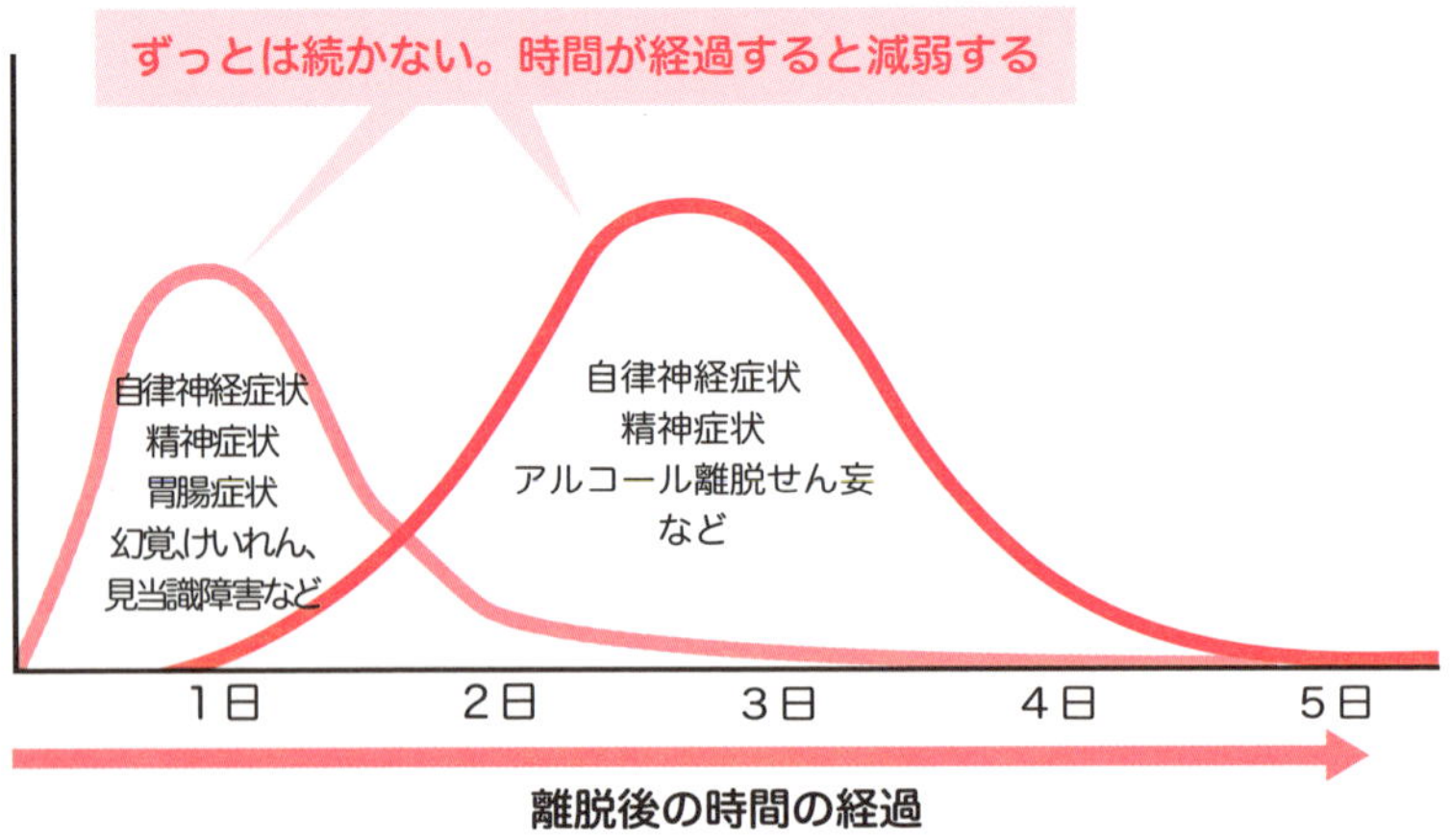

心理社会的な治療アプローチ

リハビリ期で中心となる心理社会的治療

リハビリ期に入ってからのアルコール依存症の根幹となる治療が、心理社会的な治療アプローチです。心理社会的治療は、酒害教育、集団精神療法(ミーティング)、個人精神療法、作業療法、家族教育などさまざまな種類があります。

まずはアルコール依存症が病気であること、そのメカニズムをしっかり理解し治療をしていこうという意思を高めていくことが大切です。そのうえで患者さんの治療意欲を保ち、支援するために、環境を整えたり、よい生活習慣、良好な人間関係を構築・維持していくスキル、社会生活上のストレスに対処していく方法を身につけていきます。

集団精神療法は医療者の指導のもとで患者さん同士が数名のグループを作って、断酒や回復などのテーマに添って話し合います。

医療機関を離れて患者さんが孤立してしまうと、また飲酒に心が向いてしまいがちです。集団に参加することで人間関係の構築方法を学び、また自分の状態を客観視することもできるようになります。また医療者を交えて語り合うことで、患者さん同士のトラブルを防いだり、誤った認識を正すことができます。多くのアルコール依存症専門医療機関で行われています。

アルコール依存症をはじめとする依存症の治療では、このように患者さん同士で体験談や考えを話し合ったりすることで、依存物質にとらわれていた悪循環を断ち、回復への動機付けを維持していく治療法が効果をあらわします。

アルコール関連問題について語っていくなかで、問題に対する考え方が整理でき、治療への意思を強く保ち続けられるようになっていきます。

これに対して個人精神療法は医療者と個別に行われます。患者さんごとの症状や事情に

心理社会的アプローチ

集団精神療法（ミーティング）、個人精神療法、作業療法、家族教育　など

久里浜医療センターのプログラム（例）

▶外来治療プログラム
（軽度の患者さん向け　週１回　３ヵ月）
勉強、ミーティング、診察など

▶プレアルコホリックプログラム
（連続飲酒・離脱症状がない人　月２回）
ミーティング、診察など

▶減酒外来

合わせた細やかなアドバイスが得られます。また、ほかの患者さんの前では言いづらいことも一対一なら相談しやすくなるなどのメリットがあります。

そのほかに心理社会的治療としては、美術や工芸などの作業を通じて社会性を身につけていく作業療法や、家族にアルコール依存症について正しい知識を持ってもらい、支援に役立ててもらうための家族教育があります。

認知行動療法で認知の歪みを直す

認知行動療法とは、患者さんが持つネガティブな結論につながりがちな思考（認知）や行動のクセやパターンを見直し、より適応しやすい考えに修正していくという精神療法です。うつ病などさまざまな精神疾患の治療に取り入れられています。アルコール依存症の治療においても集団精神療法、個人精神療法とともにこの認知行動療法の理論が活かされています。認知行動療法では、これまでのお酒に対する認知（ものの見方や考え方、価値観）を患者さん自身で検討し、その認知を変えていくことで、これからの行動や生活を改善するよう目指します。

アルコール依存症の患者さんには特有の心理特性（75ページ）があります。たとえば、傍《はた》から見ると問題だらけの状況でも、「自分には飲酒に関する問題はない」と言ったり、飲酒をコントロールできず苦しんでいても「その気になればいつでもお酒をやめられる」

と言ったりします。

実は、こうした歪《ゆが》んだ認知を持っていることこそが、お酒にとらわれていることのあらわれでもあります。「飲酒したい」という気持ちがなによりも優先されているので、物事のとらえ方や言動がそれに合わせて歪められてしまっているのです。

患者さん自身がその歪みを自覚し、そしてそれがアルコールのせいだということに気づいて、適切な認知に合った適切な行動を考えていくことが治療となります。

グループや個別で話し合いながら、患者さん自身に「認知の偏り」を自覚してもらうことで、断酒の意欲を向上させます。その中で、患者さんは断酒を継続する目的や、飲酒を防ぐ方法などについて考えを深めていくことができるようになります。

認知行動療法（CBT）

認知の歪みを、正しい適切な認知に変えていく精神療法

例

▶ 間違った思い込み（認知の歪み）

「お酒がなければ生きていけない」
「飲まなければいられない」

▶ 適切な認知

「お酒がなくても、ほかに楽しみや生きがいがある」
「お酒を飲む必然性はない」

薬物療法

新しく選択肢が増えた薬物療法

アルコール依存症の治療での薬物療法の役割は二つあります。

一つは１１４ページでも紹介したような、断酒に伴う離脱症状や不安・不眠などの症状を軽減させるためのもので、主にベンゾジアゼピン系の抗不安薬・睡眠薬、症状によっては抗精神病薬が用いられます。

もう一つはアルコール依存症の治療を補助、維持するためのものです。断酒を目的とした薬物療法では、断酒を維持するための補助として飲酒欲求を減らす薬（アカンプロサート）と、抗酒薬《こうしゅやく》（ジスルフィラム、シアナミド）の二つが挙げられます。

また、２０１９年に飲酒量を抑える薬としてナルメフェンが登場しました。こちらは減酒を目的とした頓服薬で、飲酒の前に使用することで、飲酒によって得られる快感を減らし、多量に飲んでしまうことを防ぐ効果があります。

飲酒欲求を抑制する薬　アカンプロサート

飲酒欲求を抑制する薬剤として、国内ではアカンプロサート（商品名：レグテクト）があります。欧米ではかなり以前から使用されてきた薬剤ですが、日本では２０１３年５月に承認・発売され、断酒を目的とした治療では第一選択薬となっています。

アカンプロサートの作用機序としては、主に脳内のＮＭＤＡ受容体を介する神経伝達を阻害することで快感をもたらす報酬系の働きを低下させるために、飲酒欲求を抑える効果をあらわすのではないかと考えられています。多くの研究で再飲酒のリスクを低減させると報告されています。

アカンプロサートの効果は、断酒をしている人が服用することで、断酒の成功率が上が

アルコール依存症の治療に使われる主な薬物

飲酒欲求を抑制する薬	アカンプロサート（商品名：レグテクト）
抗酒薬	ジスルフィラム（商品名：ノックビン）
	シアナミド（商品名：シアナマイド）
飲酒量を抑える薬	ナルメフェン（商品名：セリンクロ）

るというものです。飲酒している人が服用してその飲酒量を少なくする効果は少ないと考えられ、服用する際にはきちんと断酒をしていることが前提です。今までの研究を総合すると、5日ほどの断酒期間をおいてから服用すると効果的です。重症の患者さんの方が、軽症の患者さんより有効性が高いかもしれません。性別、年齢に関係なく有効性が示されています。通常、1日3回2錠ずつ服用することになっています。

副作用としては、下痢・軟便が起こることがありますが、多くの場合は一過性でしばらくすると軽快します。腎障害がある場合は服用できません。抗酒薬との併用も可能と考えられています。

抗酒薬　ジスルフィラム、シアナミド

抗酒薬は服用して飲酒をすると悪酔いしたような状態になり、気分が悪くなるという薬です。この飲酒後の不快反応を利用して心理的に飲酒を断念することを目的とした薬です。

抗酒薬は従来から用いられており、国内ではジスルフィラム（商品名：ノックビン）とシアナミド（商品名：シアナマイド）が利用できます。これらの薬は、アルデヒド脱水素酵素（ALDH　55ページ）の働きを阻害するので、抗酒薬を服用中に飲酒した場合、血中のアセトアルデヒド濃度が上昇し、吐き気・おう吐、頭痛、動悸などの不快な反応を引き起こします。悪酔い、二日酔いになった状態です。

抗酒薬を服用することで、飲酒したい気持ちが起こっても、「飲んでも気持ち悪くなるから飲むのはやめよう」と考え、心理的に飲酒を断念しやすくなるという効果があります。患者さんにとっては、飲酒しないための一つの支えという位置づけになります。

通常、退院後6〜12ヵ月間ほど使用します。断酒を目的とする場合、ジスルフィラムは通常、1日0.1〜0.3gを1日1回、シアナミドは通常、1日50〜200mg（1％溶液として5〜20mL）を1日1回服用します。シアナミドのほうがジスルフィラムに比べて速効性ですが、効果が持続する時間も短いことが知られています。

主な副作用として、アレルギーによる皮疹《ひしん》、肝障害の可能性などがあります。重症の肝硬変や心臓・呼吸器疾患が合併している場合は悪化させてしまう恐れがあるため使用できません。

自分で飲まないことには効果も得られないので、動機付けが低かったり、飲みたい気持ちが勝って薬を使用しなくなったりする患者さんもいることが課題です。家族などが協力して服薬管理できる場合や、または本人も断酒したいと思う場合には、極めて有効といえます。

飲酒量を抑える薬　ナルメフェン

このほかに海外では、飲酒している人の飲酒量を下げる効果があるナルトレキソン、ナルメフェンといった薬剤が使用されています。

日本でもナルメフェン（商品名：セリンクロ）が2019年3月に新しく承認、販売されました。これにより多量に飲酒している人の飲酒量を少なく抑える減酒治療効果が期待されます。

アルコール依存症の人は、飲酒し始めると止めどなく飲んでしまうことが問題です。飲酒の前に服用することで、飲酒時に得られる快感が弱くなります。そのため「もっと飲みたい」と思いにくく酒量が抑えられます。同時に、飲酒に伴う不快感も軽減します。

発売前のアルコール依存症患者約660人を対象とした臨床試験（治験）では、多量飲酒してしまう頻度がプラセボ（偽薬）に比べて有意に減ったと報告されています。また一日の平均飲酒量も改善されたとも報告されています。

この薬の登場により、断酒だけではなく減酒による治療がより容易になる可能性があります。減酒というステップを経て断酒への誘導、もしくは目標を飲酒量の低減とした治療に役立つと考えられます。

頓服薬《とんぷくやく》なので飲酒の予定がないときには飲む必要はありません。飲酒の1～2時間前に10mgを服用します。飲酒開始後に飲み忘れに気づいたときはなるべく早く服用しますが、飲酒終了後に飲んでも効果はありません。

主な副作用としては、悪心、浮動性めまい、傾眠《けいみん》、頭痛、おう吐、不眠症、倦怠感《けんたいかん》が報告されています。これらの症状は薬を使っているうちにおさまってくることが多いようです。

薬物療法の効果を高めるために

これらのほかに、身体の疾患の治療や、うつ、不安、幻覚などの精神症状を治療するための薬が併せて使用されます。アルコール依存症の治療を開始する前に薬を使用していた場合には、両方の医師に使用している薬を報告しましょう。

どの薬剤も薬物療法の有効性に影響を与える因子として一番重要なのは、服薬のアドヒアランス（きちんと薬を服用しているか）です。医師の指示通りにきちんと使用することが重要です。

ときにジスルフィラム、シアナミドを使用している患者さんは、飲酒したいという欲求から、薬の使用をやめてしまうことがあります。アドヒアランスを向上させるために、毎朝家族の前で薬をのむなどして適切に使用が続けられるように工夫しましょう。

薬を服用する時間を決め、服用したかどうかをチェックするための表を作るといった工夫も役立つでしょう。

ナルメフェンは頓服薬です。飲酒の予定があるときにはきちんと服薬できるように準備しておくとともに、予定外の飲酒を避ける心構えも必要です。

治療薬の副作用に気づいたら医師・薬剤師に相談します。退院後のアルコール依存症の受診間隔は数週間ごとのように長いので、次回の受診まで日が開いてしまうことがあります。あらかじめ予想される副作用、副作用があらわれたときの対処法、相談先を確認しておくとよいでしょう。もちろん緊急の場合はすぐに医療機関へ連絡しましょう。

また、これらの治療薬は、薬を服用しただけで成功するというものではありません。薬物療法だけではなく、ほかの心理社会的な治療、自助グループへの参加と組み合わせることが、効果を最大限に得るために重要なことです。

これらの治療薬は漫然と長期間使用する性質のものではありません。通常、治療が進んできたら、医師の指示に従い、徐々に減薬したり、使用を終了することになります。

薬物療法の効果を高めるために

薬の目的や、副作用について病院で確認しておきましょう。のみ忘れを防ぐために、家族の前で薬をのむ、薬を日ごとに分けておき正しく服用したかどうかをチェックするなど工夫しましょう。
薬物療法はあくまでも補助的なツールと考え、ほかの心理社会的な治療、自助グループへの参加も同時に行っていきます。

- 薬について正しい知識を
- 医師の指示を守る
- 副作用に注意する
- 心理社会的治療と組み合わせて

服薬アドヒアランス（きちんと薬を服用しているか）が大切

プレアルコホリック外来

アルコール依存症予備群の人を対象とした治療

　ここでは久里浜医療センターでの取り組みについてご紹介します。

　久里浜医療センターはかつて国立の病院であった1968年にアルコール専門治療病棟をわが国で最初に立ち上げました。それまでのアルコール依存症治療に多かった患者さんを隔離して閉じ込める治療ではなく、「久里浜方式」と呼ばれる開放病棟でのアルコール依存症治療を始めました。1989年にはWHOより「アルコール関連問題研究・研修協力センター（2020年からはWHO物質使用・嗜癖行動研究研修協力センター）」として指定を受け、2017年には国の依存症対策全国拠点機関に指定されました。なんらかのアルコールの問題を抱える新患の受診者は年間約1000名にものぼります。

　先述の通り、プレアルコホリックとは、多量飲酒などのアルコール問題はあるが、「連続飲酒」「離脱症状」はない状態にある人のことです。DSM-Ⅳでは「アルコール乱用」、ICD-10では「アルコールの有害使用」と定義される状態と同等です。酒乱の再発防止などを目的に受診する人もいます。

久里浜医療センターのプレアルコホリック外来はこの層の人たちを対象として治療を行い、すでに25年の歴史があります。

プレアルコホリック外来での治療は、まず初診の予約時に患者さん本人が希望することで始まります。主な治療として、1ヵ月に1度の外来精神療法とミーティングなどを行います。6ヵ月間の断酒に挑戦し、その後断酒または節酒（減酒）にするか、患者さん自身に決めてもらいます。

久里浜医療センターのアルコール依存症治療コース

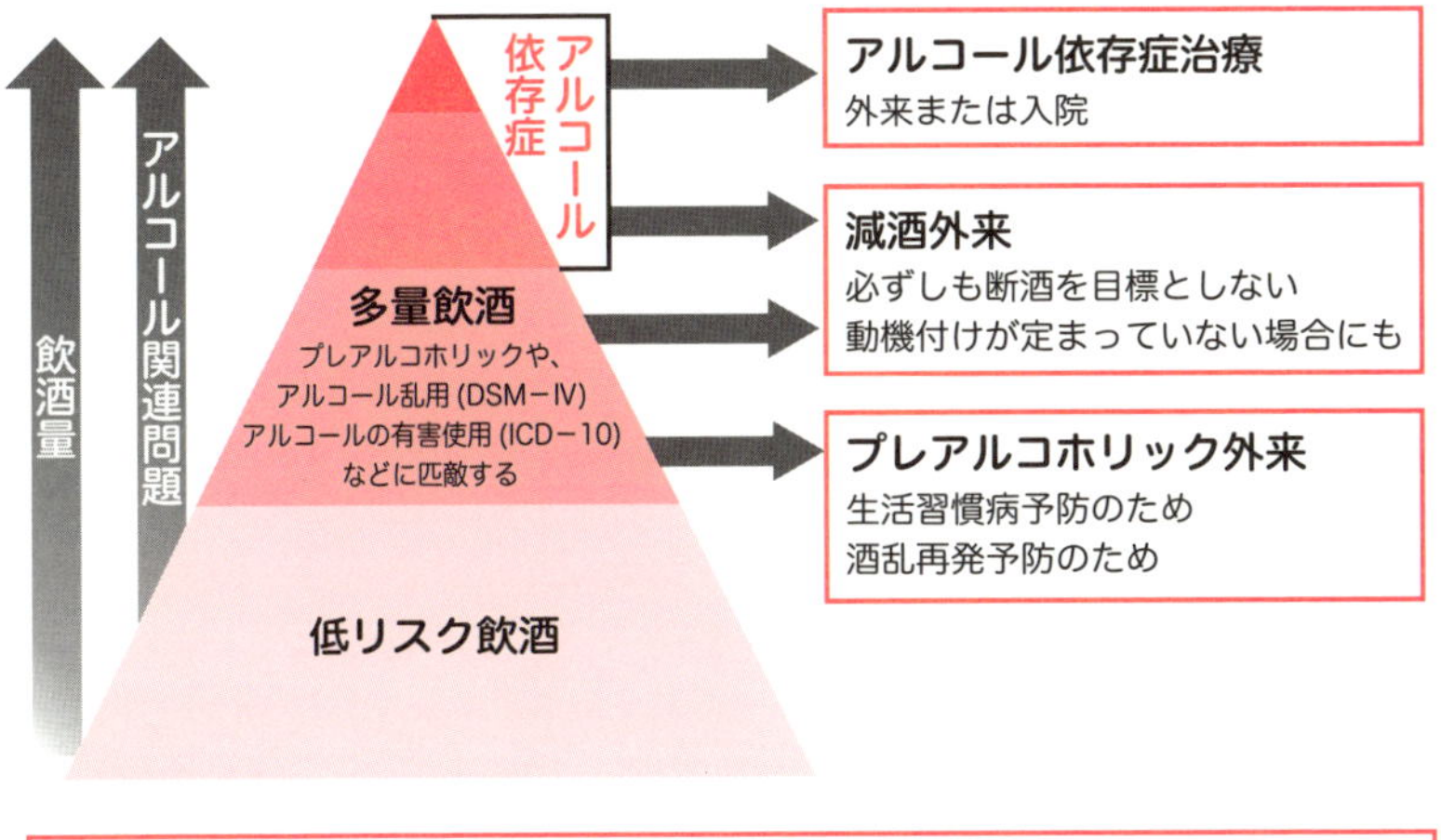

入院治療

自己管理が難しい、離脱症状が強い、健康状態がよくない場合に3ヵ月程度の断酒プログラム入院による治療が選択され、認知行動療法や酒害教育、自助グループとの連携、入院精神療法そのほかのプログラムを行い、回復を目指します。

減酒外来

減酒による治療

アルコール依存症の治療は基本的に断酒ですが、ここへきて減酒という選択肢も検討されるようになったことはすでに述べたとおりです。

基本的に減酒による治療は依存の重症度が低い人に勧められます。しかしどのレベルまで減酒による治療が可能かといった明確な基準はありません。

また、アルコール依存症は患者さんが置かれている環境も発症や治療の効果にかかわっています。依存の重症度だけではなく、経済状況や職歴などほかの生活状況を考慮して減酒の可能性について検討すべきだという指摘もあります。

イギリスのアルコール依存症ガイドラインでは、プレアルコホリックと軽度の依存の段階では最終目標を減酒としての治療が可能であり、重症のアルコール依存症または合併症がある場合には、あくまでも最終目標を断酒とし、中間目標として減酒を設定することを提示しています。

「断酒では治療のハードルが高すぎる」「そもそも治療のスタートラインに立てない」という人でも、「今の状況より少しでも害が少ない状況を目指していこう」という考え方であれば受け入れられやすく、依存症に苦しむ人々の医療アクセスに役立っています。

一方、段階的にであっても減酒を目的とする治療が望ましくない場合もあります。たとえば、飲酒によって影響されうる医学的な問題がある場合やなんらかの治療薬を使用している場合、妊娠中の人、妊娠を考えている人などです。こうした場合では最初から治療目標として断酒のみが示されるでしょう。

また、治療への意欲が低い、または認知能力の衰えなどなんらかの理由で自己管理が難しい、離脱症状が強い、健康状態がよくないといった事情のある患者さんは外来による通

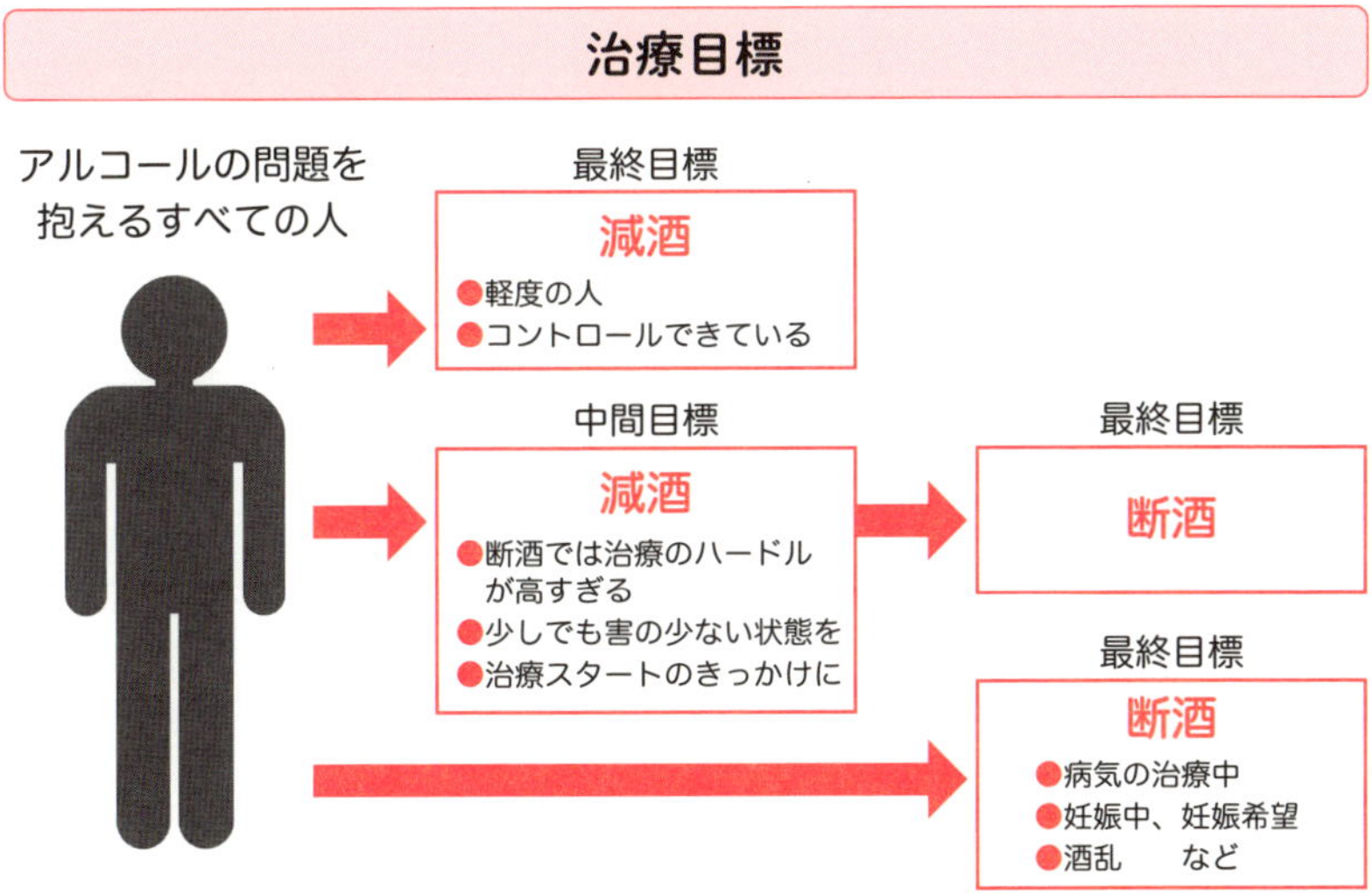

院治療ではなく、入院による治療が勧められます。入院期間中は重症度にかかわらず断酒となります。

減酒治療をスタート

久里浜医療センターでは、2017年の4月末に減酒外来を開設しました。対象者は飲酒に問題を感じているすべての人です。減酒外来を実際に受診した患者さんは、2019年3月までで約200名で、そのうち約10％が女性です。

受診の動機はさまざまで、

・ブラックアウトの経験
・健康上の問題
・暴言・暴力などを起こした
・今の飲み方が心配（今後大きなトラブルを起こしてしまいそうである）
・家族・友人の勧め
・仕事上の問題

などが目立ちます。なかでも、飲酒時の記憶を失うブラックアウトの経験は多く報告され、これが受診のきっかけとしても最多となっています。

また、これらのほかに

・現在断酒中だが、減酒に変更したいという人もいます。

減酒外来というと、減酒以外のアルコール依存症診療科の患者さんより軽度の人がかかるように感じられますが、必ずしもそうではなく、プレアルコホリックに該当するレベルの人からアルコール依存症の診断がつくレベルの人まで患者さんの重症度はさまざまです。このうち約4分の1の患者さんにアルコール依存症と診断がつきました。

まずは、AUDITなどのスクリーニング、検査と医師の診察によって診断を行い、重症度や身体・精神・社会的問題から患者さんごとの問題点を評価します。本人の治療意欲や病識（病気だという自覚があるかどうか）、家族など身近な人のサポートが受けられるかどうかも評価のポイントとなります。

お酒の影響や害、アルコールとの適切なつき合い方、薬物療法が適応になる患者さんには、治療薬の処方とともに、使用方法について指導があります。

そのうえで、本人の希望も考慮しつつ治療方針・治療目標を話し合い、決定していきます。治療目標は、患者さん本人が受け入れられるなら断酒を、減酒を目標にする場合は、現在の飲酒量よりどれくらい減らすか、頻度、量などを具体的に決めます。このとき実現可能な目標にすることが重要です。

たとえば毎日、多量飲酒をしてしまっていた患者さんでは、「多量飲酒しない日を週に1日以上設ける」などの目標設定もあり得ます。それでは治療にならないと思うかもしれませんが、毎日飲みすぎてしまう現状よりは、週に1日でも飲みすぎない日があるほうが、よりコントロールできていると考えます。低い目標に見えても「達成できた」という成功体験が治療意欲を持続させるのに役立ちます。

しかし、長期間治療に取り組んでもなかなか飲酒量を減らせない場合には、思い切って目標を断酒に切り替えたほうがうまく行く場合もあります。

目標はいつでも変更することができます。

減酒治療を続けるために

治療方針が決まったら初回の診察は終了で

受診者の意識も変わってきている

▶ 仕事で高い地位についている人

かつては表面上仕事が成功していれば、アルコール問題があっても「それは仕方のないこと」とみなされていた。

しかし時代は変わって…

- 社会全体がアルコール問題に厳しい目を向けるようになった
- アルコールの害について知識を持つ人が増えた

↓

従来、アルコール問題の治療にアクセスしにくい層の受診が増えている

いろいろな治療選択肢が増えてきている

す。初診以降は1〜2ヵ月に1回の受診となります。次回の受診までに、決めた目標を達成できるようにお酒とのつき合い方を見直し、取り組みます。外来治療の場合は各自、日常生活のなかで決められた目標を達成していくことになります。

この際のコツとなるのは「薬」「習慣」「記録」です。

セリンクロ（ナルメフェン）などの治療薬が処方された場合は、指示通り正しく使用します。適切に使用することで飲酒のコントロールに役立ちます。

飲まない習慣を身につけることも大切です。習慣については第5章で紹介しています。

治療を続けるために役立つのが飲酒行動を記録すること、減酒外来でお勧めしているのは「飲酒日記」です。

自分の飲酒に関する行動を記録しておくことで、自分の行動を振り返ったり、医療者に伝えやすくなります。

毎日、飲んだお酒の種類と量、飲んだ状況、設定された目標を達成できたかどうかを「飲酒日記」に記録しましょう。目標が達成できなくても、お酒とのつき合い方を意識して過ごすこ

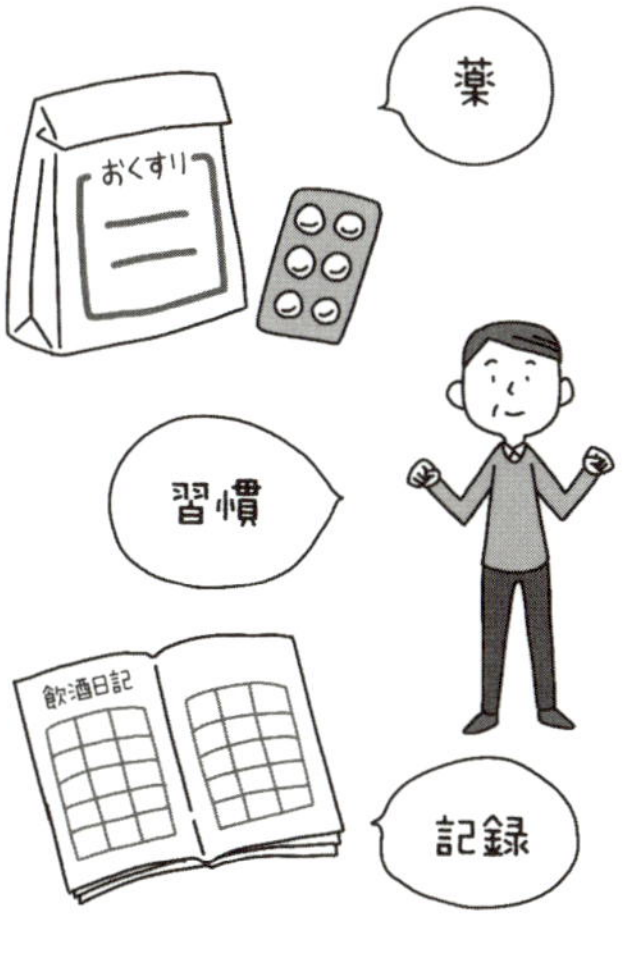

とが大切です。また、包み隠さず正直に状況を伝えることも大切です。目標を達成できなくても非難されたり、治療を受けられなくなるようなことはありません。依存症治療が難しいということは、専門の医療スタッフであれば誰でも理解しています。医療者になんでも率直に相談できる関係を築いておけるとよいでしょう。

次回の受診時には飲酒日記を見ながら、自身の取り組みや感想を医師と話し合い、必要に応じて目標を変更したり、飲酒をコントロールする方法を見直したりします。

問題が軽ければ初診を含めて3～4回でひとまず終了します。問題が重い場合、あるいは患者さんの希望があれば期限を設けずに診療を行うケースもあります。

減酒外来の治療の流れ

支援初日

- ステップ1　普段の飲酒の評価
- ステップ2　飲酒問題の評価と整理
- ステップ3　減酒の提案と目標設定

目安：初日から
２～４週間後に

↓ 飲酒の記録をつける
目標達成のために行動する

支援2回目

- ステップ4　フォローアップ支援

飲酒日記（例）

自分の飲酒習慣を変えたいと思っている方は、毎日の飲酒を正直に記録していくことが手助けになります。自分が立てた目標を記録することで、少しずつ目標に向かっていることが確認でき、励みにもなります。ここでまず、あなたが立てた飲酒目標を確認しましょう。

私の飲酒目標は ［　　　　　　　　］ です。

（　）週目	飲んだ種類と量	飲んだ状況	飲酒目標達成
月　日（　）			
月　日（　）			
月　日（　）			
月　日（　）			
月　日（　）			
月　日（　）			
月　日（　）			

①「飲んだ種類と量」をできるだけ具体的に記入し、2種類以上のお酒を飲んだ場合には、それぞれ記載する

②飲酒したときは「飲んだ状況」を記入する

③お酒を飲まないで済んだ日には、その理由や飲まないためにあなたが使った方法を「飲んだ状況」に記入する

④「飲酒目標達成」には、まったく飲まなかった場合「◎」、飲んだが飲酒目標以下だった場合「○」、飲酒目標を超えてしまった場合「×」を記入する

治療例

「断酒に抵抗があったものの、減酒が治療の入り口に」

Aさん　48歳　男性　会社員

Aさんは、お酒を減らせない、朝起きるとすぐに飲みたくなる、酔うための酒量が増えているなどの症状から自分でアルコール依存症を疑い、久里浜医療センターを受診しました。

診察の結果は重度のアルコール依存症で、肝機能も低下していたため医師から断酒を勧められましたが、断酒に強い抵抗があったため医師と本人とで話し合った結果、まずは減酒を目標に治療を開始することになりました。

薬物療法も奏功し、2ヵ月後には週2日の休肝日（飲酒量ゼロの日）を実現できるようになり、肝機能の検査値も回復しました。Aさんは治療への手ごたえを感じました。

しかし、その2ヵ月後には週2日の休肝日が隔週に減ってしまいます。肝機能の値も悪化したことで飲酒の害を再認識したAさん、ここで初めて「減酒は難しいかもしれない」と口にするようになりました。

治療開始から半年後、Aさんは断酒に踏み切りました。もともと治療へのモチベーションはあったAさん。減酒での失敗を経験したことで断酒を決心することができました。現在も断酒が続いています。

治療例

「治療中断の経験から治療の難しさを理解、成功の足がかりに」

Bさん 37歳 男性 自営業

Bさんは泥酔し記憶をなくすブラックアウトをくり返し、仕事にも支障を来すトラブルが頻発したため、家族の勧めで自宅近くの精神科を受診したところ、断酒に取り組むことができず、治療を中断してしまいました。困った家族が就労支援センターで相談し久里浜医療センターを訪れました。

家族関係もぎくしゃくし、内心は問題を感じていたBさん、減酒であればと治療を再開しました。断酒治療の失敗により治療の困難さを理解できたことがうまく働き、低い目標から慎重に始めた治療は順調で挫折もなく、また、飲酒のたびに飲酒量を意識する方法で多量飲酒の頻度を減らすことができました。

もともとお酒に強くない体質であったBさん、治療を続けるうちに飲酒への執着が薄れ、ある日の多量飲酒後の体調不良をきっかけに「再び断酒に挑戦したいので入院したい」と言うようになりました。入院治療は行いませんでしたが、あらためて断酒を決意したことにより、再び近所の精神科での受診が実現しました。

半年間断酒が続いているBさんからは「生活時間を有意義に使えるようになった」「体調がすごくよい」と感想が聞かれました。

※こちらで紹介している治療例は、プライバシー保護のため部分的に改変してあります。

コラム

飲酒量を減らす工夫

久里浜医療センターの患者さんにお勧めしている方法です。効果のある方法は人それぞれですが、これらを参考にご自身なりの方法を考えてみましょう。

- 飲む酒を薄くする
- 飲酒の前に食べ物やノンアルコールの飲み物でお腹を満たす
- 一口飲んだらコップは必ずテーブルに置く
- 飲酒中に、飲んだ酒量をチェックする
- 飲む量を減らす必要性を思い出す
- 周りの人に声をかけてもらう
- お酒の害を思い出す
- 心配してくれている人がいることを思い出す
- 一緒にお酒を減らす（やめる）仲間を見つける
- もしも多量に飲んでしまってもやけにならず、お酒を減らす努力を続ける
- もしも多量に飲んでしまったら、それを隠さずに周囲に話せる関係を作っておく

第5章

本人・家族ができること

アルコール依存症の治療の基本は患者さん本人による持続的な取り組みです。そしてそこに家族による支援が得られると大きな強みになります。本章では毎日の生活のなかで、本人、家族が心がけるとよいことについてお話しします。

コントロールを失わないために

アルコール依存症治療は長く続くもの

アルコール関連問題を解決したいと思ったら、すぐに専門医に相談しましょう。患者さん本人が受診を拒否する場合は家族だけでも相談することができます。

アルコール依存症から回復するなかでもっとも大切なことは、治療を諦めないことです。断酒する、と固く心に決めていても、いざ飲みたい衝動が沸き起こってしまうとつらいものです。しかし、多少失敗があっても、それで治療を諦めたりせず、チャレンジし続けることが大切です。

ご家族もアルコール依存症の治療が難しいことを理解し、患者さんの行動に一喜一憂しないようにしましょう。失敗したことも気楽に話せるような雰囲気を作り、支援し続けることが大切です。

また、支援の輪を広げ、なるべく多くの人で患者さんの支援に関わりましょう。家族には家族の人生があります。家族もいきいきと自分の人生を楽しんでいる様子を見ることで、患者さんも気持ちが楽になり、アルコールに頼らずに生きていく勇気を得ることができます。

まじめなご家族ほど、患者さんを支えようと意気込みすぎてしまう傾向があります。ごく少数の身内だけですべてを抱え込んだり、ご自身の生活をすっかり変えてまで患者さんのために尽くそうとしたりしている様子を見かけることがあります。

アルコール依存症の治療は長くかかるものです。前進と後退をくり返しながら治療を続けていくことで、気づけばよくなっているものなのです。ですから、ご家族のほうもご自身の人生、生活を大切にして、持続可能な体制で患者さんへの支援を行っていくほうがよいでしょう。

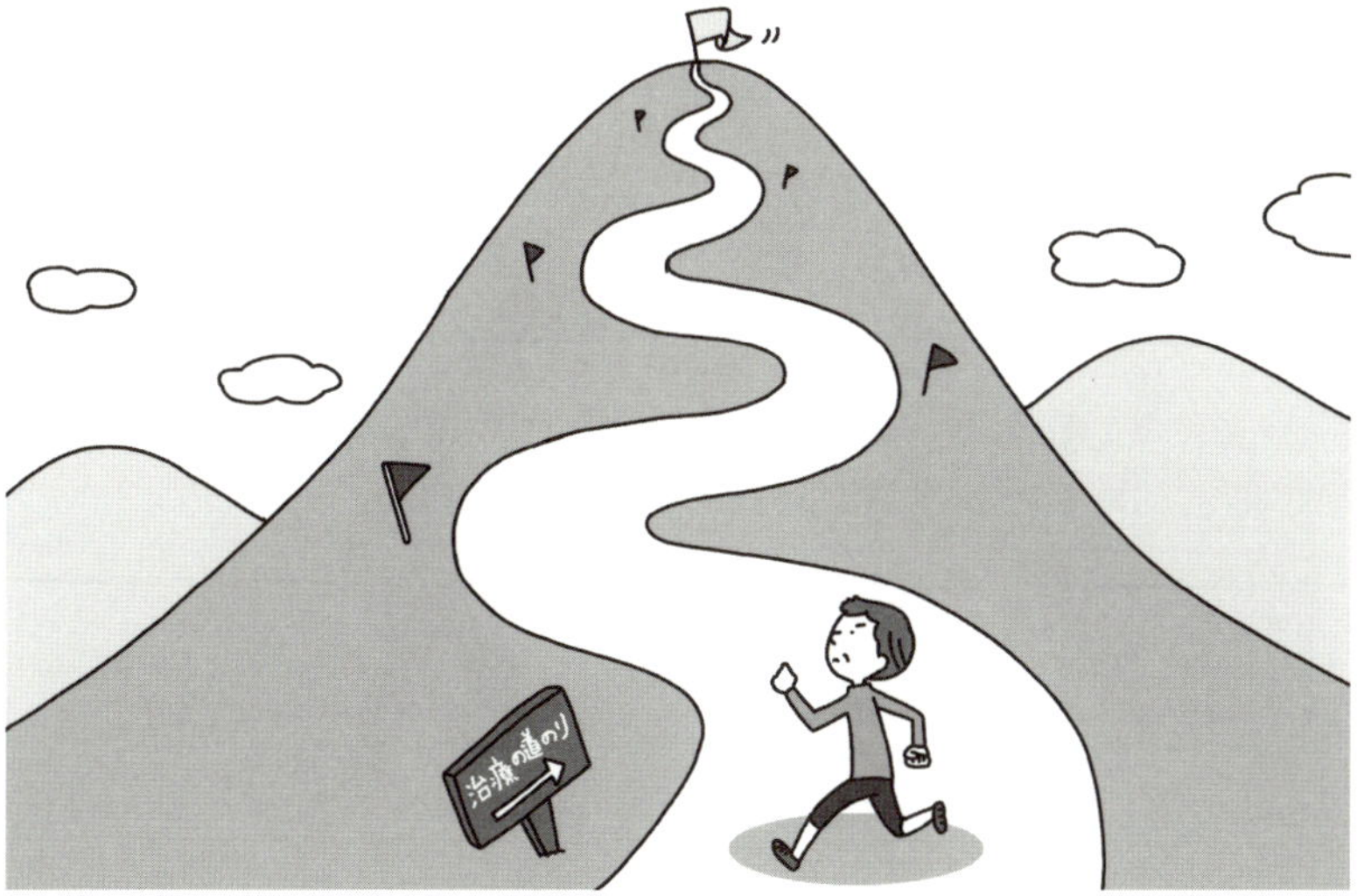

環境を整える

　アルコール関連問題を解決するために、お酒のコントロールを始めましょう。減酒、断酒の目標を決め、毎日達成できたかチェックします。

　また、同時にアルコールをやめるに当たって、お酒に依存しないで生きていくための環境を整えていくことが必要です。依存症治療は、依存物質をやめるだけでは成功しにくく、依存物質をやめると同時に使用しにくい環境を作っていくことが大切だからです。

　基本的にはお酒を遠ざけます。家にはお酒を置かず、飲酒に使用していた道具、たとえば徳利《とっくり》、お猪口《ちょこ》、ビールグラス、ワイングラスなどは処分します。

　お酒を購入していた酒屋さんや、自動販売

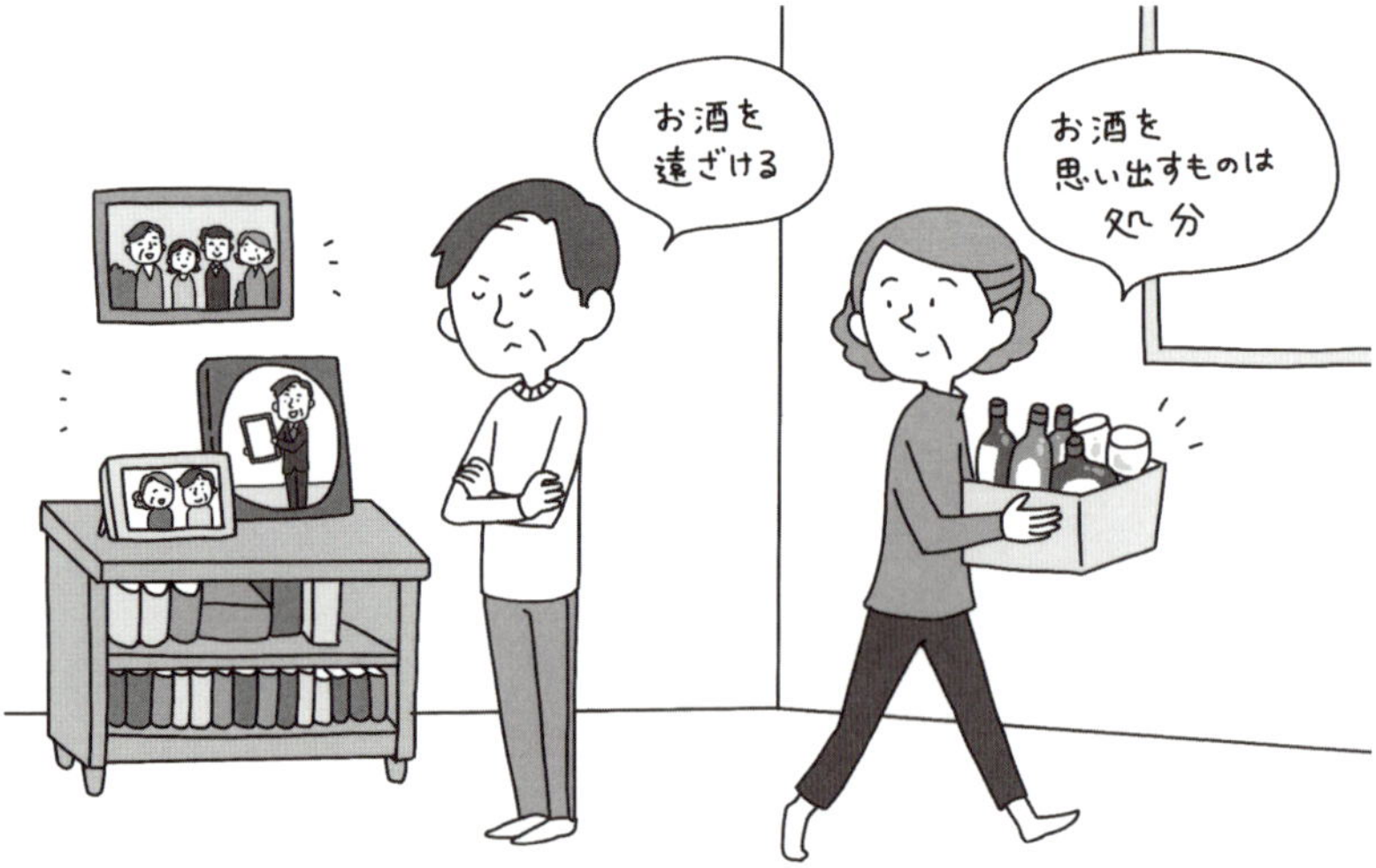

機などの近くはなるべく通らないようにします。とはいえ、今はコンビニやスーパーなど、身近なところでお酒を売っています。避けて通るにしても限界があります。買い物に行くときは買うものをあらかじめ決め、予定外のものは買わないようにしましょう。

飲酒しないことを周囲に宣言することも大切です。

いつも一緒にお酒を飲んでいる飲み仲間にも、「お酒をやめたので、もう飲み会には誘わないでほしい」と伝えます。そのとき、アルコール依存症の治療中であることを話す必要はありません。

アルコール依存症はまだ誤解が多く、多量に飲酒する習慣のある人のなかには「自分はアルコール依存症だから治療したい」と伝えられても、逆に間違った知識に基づいて「あ

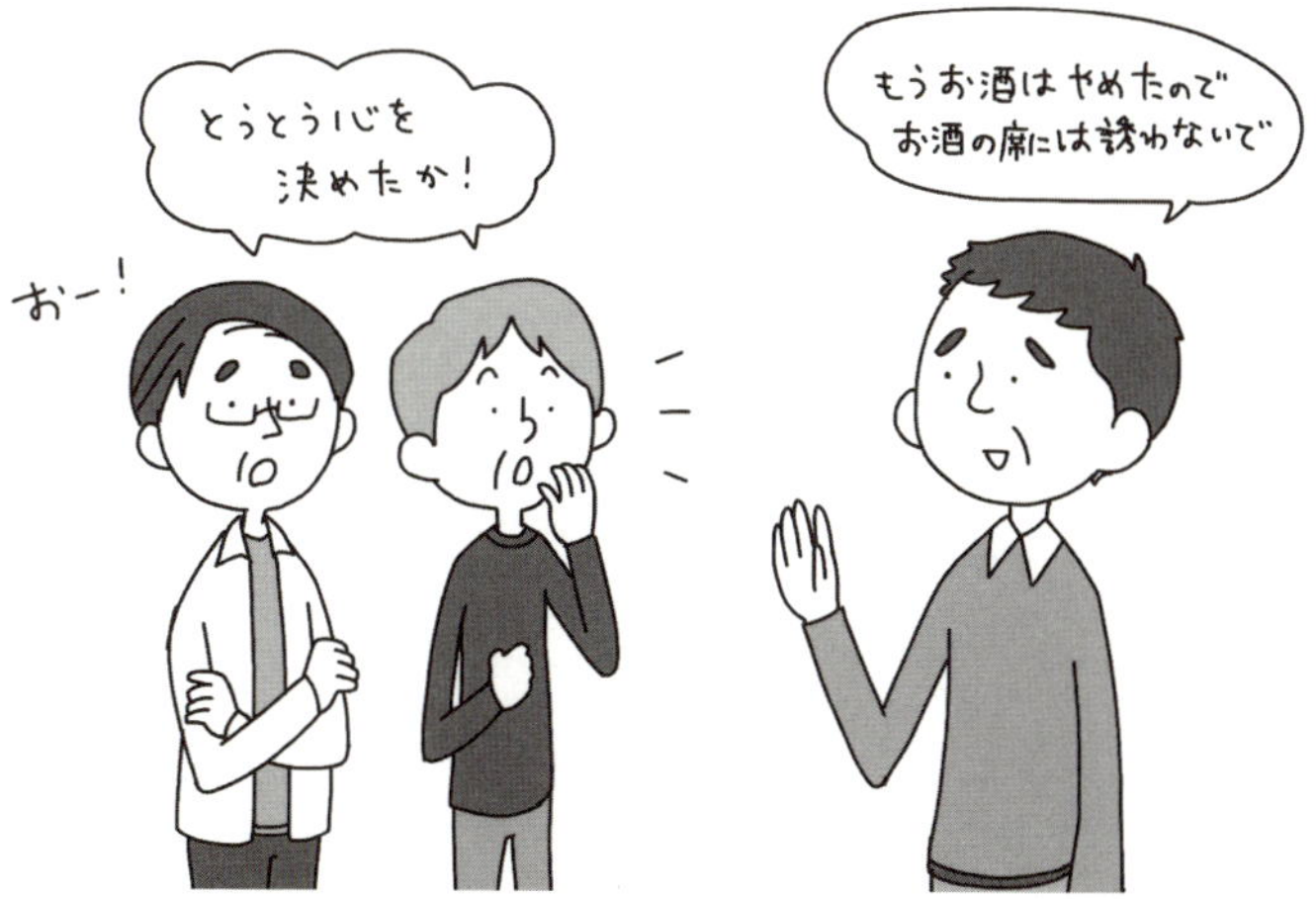
もうお酒はやめたので
お酒の席には誘わないで
とうとう心を
決めたか！
おー！

なたはまだ軽症だからやめる必要はない」「少しなら飲んでも大丈夫だ」などと、飲酒をやめないように説得してしまう人がいるからです。

「今日は、体調がよくないので飲まないようにしている」「検査で異常が見つかったので医師に止められている」など、体調や医師を理由にすることが無難でしょう。

もしも、こう伝えてもなお飲酒を勧めてくる人がいたら、その人はあなたの健康についてどう考えているのでしょう。あらためてつき合い方を考えてみてもよいのではないでしょうか。

逆に、一緒に減酒または断酒する仲間が見つかると心強いです。

飲酒コントロールの決意が持続するように、目標を見えるところに掲示しておくこともよいでしょう。ただ、それが常に目に付くことが逆にストレスになってしまったり、飲酒を想起させるきっかけになってしまうようならやめます。

飲酒の影響を受けていなかったときの楽しい思い出の写真や、記念の品、大切な人からの手紙を見やすいところに用意しておくことで、いつでも決意を思い出せるようにしているという人もいます。

同時にほかの健康的な習慣を取り入れます。たとえば趣味やスポーツを始める、仕事や勉強で時間を使うなどです。

健康的な習慣といっても、ストレスになるようなことだと、それがきっかけで飲酒に気持ちが向いてしまうことがあるので、なるべく楽しく気楽に取り組めるようなことがよいでしょう。

好きな音楽を聴いたり、マンガや本を読んだり、映画を観るなどもよいでしょう。

アロマテラピーやヨガ、マインドフルネスなどリラックスできる趣味も勧められます。通っている病院などでサークルや講習会が開催されていることもあります。

お酒を飲んで過ごしていた時間を、ほかの行動で埋めるようにすることが大切なのです。

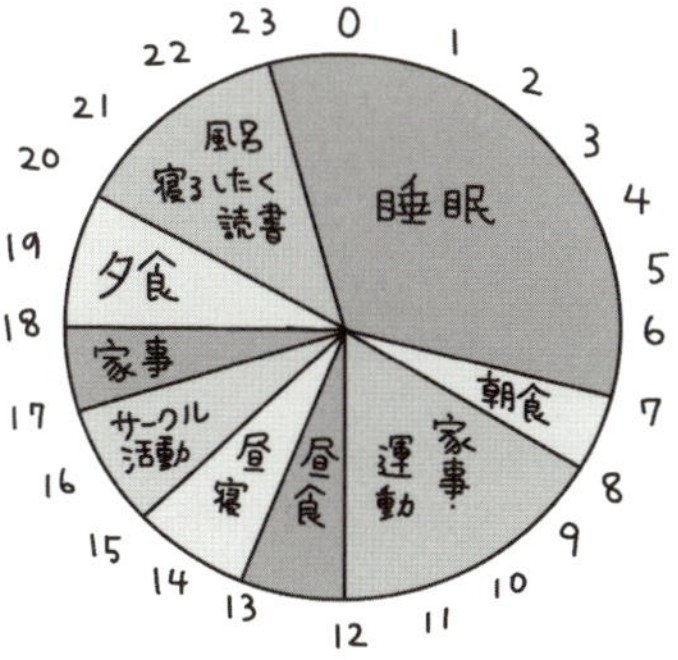

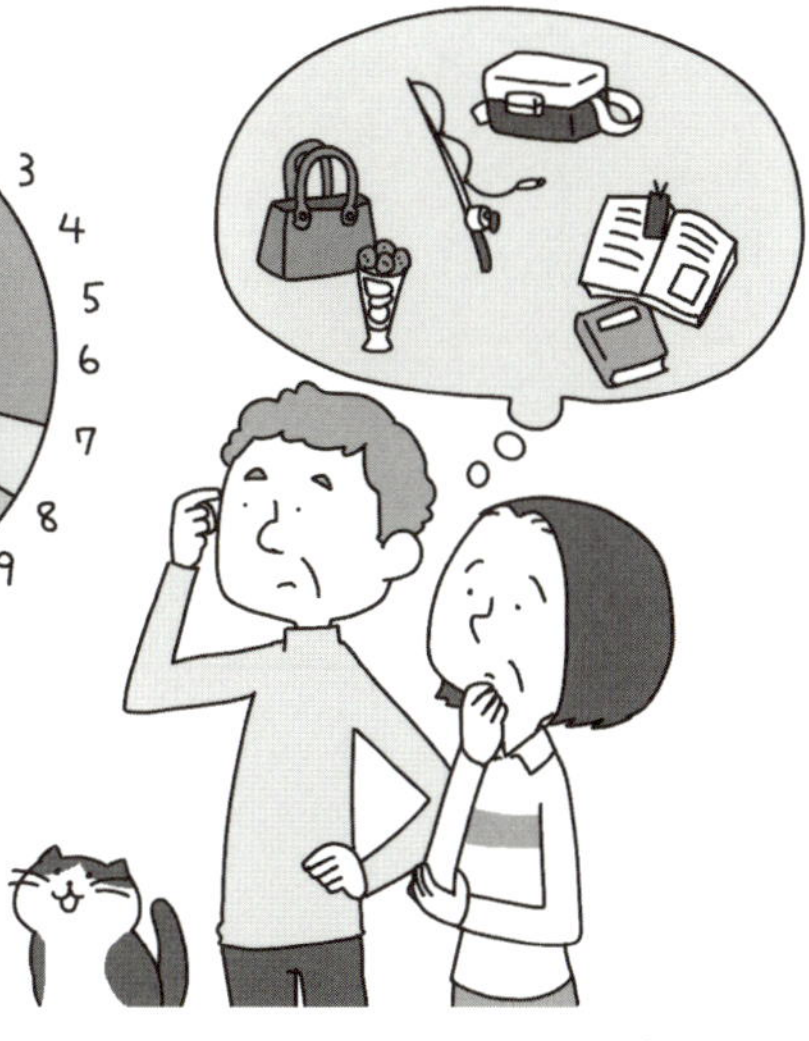

飲酒行動を記録する

飲酒日記をつける

ご自身の飲酒行動を把握するために139ページの減酒外来の項で紹介した飲酒日記（断酒を目標とする場合は断酒日記）をつけてみましょう。

飲酒習慣を変えるための手助けとして、自分の飲酒に関する行動を正直に記録していくことは役立ちます。目標を達成できたか、達成できた日が増えたかどうかを確認することができ、励みにもなります。

日記の目立つところには目標をわかりやすく書いておきます。目標は後で変更することもできます。変更したら、変更した目標をそのつど書いておくようにします。

まず、毎日「飲んだお酒の種類と量」を書きます。2種類以上のお酒を飲んだ場合は、それぞれ書いておきます。

多量飲酒する人のなかには、飲んだお酒の種類や量を把握していない人も少なくありません。量を把握し、記録することを意識するだけで「自分はこんなに飲んでいたのか」と、飲酒行動を見直し、コントロールを取り戻すきっかけになることもあります。「わからない」「おぼえていない」で済まさず、しっかりと記録をとるようにしましょう。

飲酒をした日は、飲んだ状況を記録します。誰とどこで飲んだか、飲み始めたきっかけや理由はなにか、何時間くらい飲んでいたかなどを記録します。前後にトラブルやできごとがあればそれも記録しておきます。お酒を飲まないで済んだ日には、飲まなかった理由や、飲まないために使った方法を記録します。

目標達成欄には、目標を達成できたかどうかを記録しておきます。まったく飲まなかったら◎、飲んでしまったが目標量以内に抑えられたら○、目標量を超えてしまったら×を記入します。

飲酒日記の活用法

飲酒日記は医師の診察の際、飲酒状況を報告、共有するのに便利です。達成できる日が増えているようなら治療は効果があると見ることができますし、あまりにも達成できない日が多いようなら目標を再検討することもできます。

また、アルコール依存症治療は長丁場です。飲酒日記を毎日欠かさずつけることで治療意欲を維持するのにも役立ちます。

さらに、記録した飲酒日記から、自分の飲酒パターンを知ることができます。

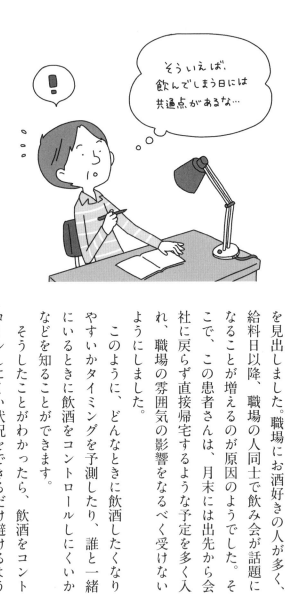

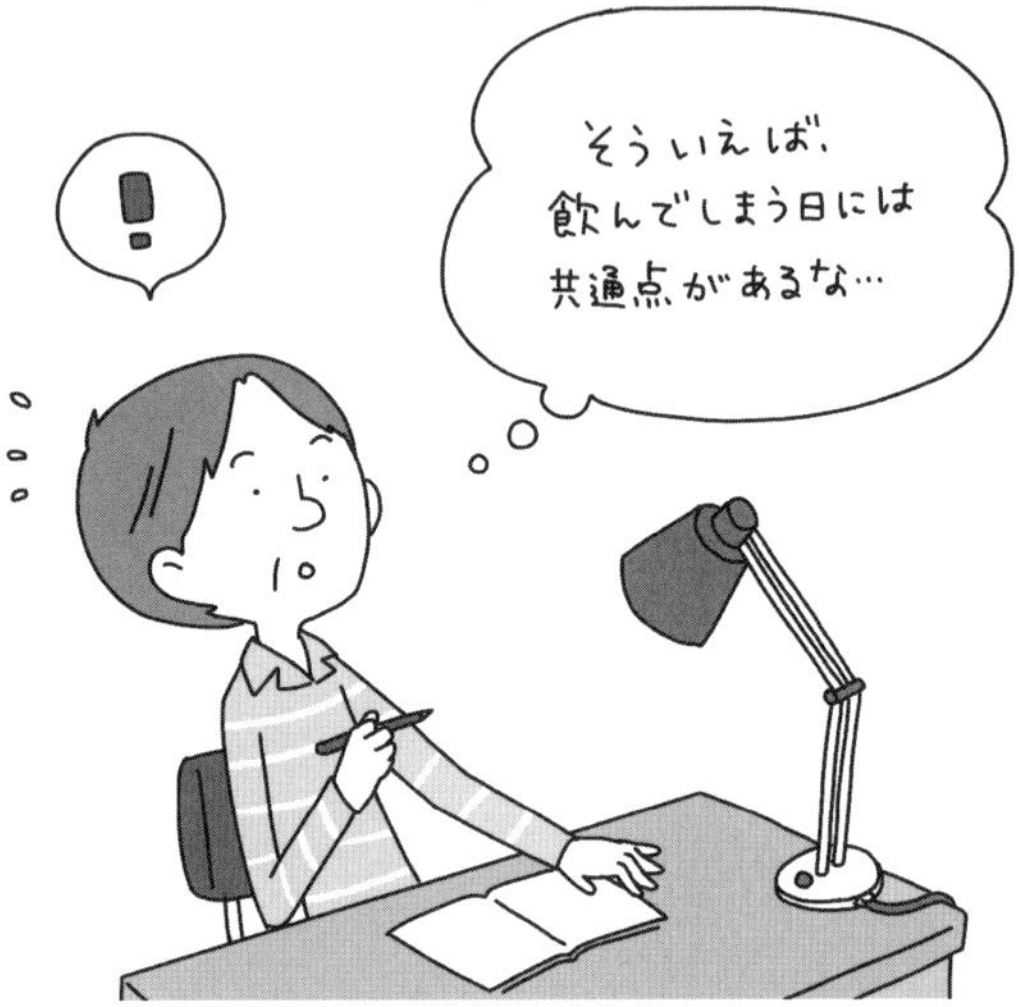
そういえば、
飲んでしまう日には
共通点があるな…

たとえば、ある患者さんは飲酒日記から、月末になると飲みたい気持ちが強くなることを見出しました。職場にお酒好きの人が多く、給料日以降、職場の人同士で飲み会が話題になることが増えるのが原因のようでした。そこで、この患者さんは、月末には出先から会社に戻らず直接帰宅するような予定を多く入れ、職場の雰囲気の影響をなるべく受けないようにしました。

このように、どんなときに飲酒したくなりやすいかタイミングを予測したり、誰と一緒にいるときに飲酒をコントロールしにくいかなどを知ることができます。

そうしたことがわかったら、飲酒をコントロールしにくい状況をできるだけ避けるように行動を変えていきましょう。

飲酒したい気持ちとの向き合い方

飲みたくなってしまったら

もし、お酒を飲みたいと感じたら、まずはなぜ飲みたいのか考えてみましょう。なにかつらいこと、嫌な気分になるようなことがなかったか、自分に問いかけてみましょう。もしかしたら、お酒を飲みたいのではなく、なにかつらい気持ちがあるのかもしれません。それらの解決法について考えてみます。

誰かに悩みを相談したり、話を聞いてもらうことを検討してみましょう。自助グループに参加し、自助グループの仲間に相談することもよいでしょう。そのとき大切なのは、相談相手に期待しすぎないことです。期待しすぎると相手が期待したような対応をしてくれなかったりしたときに必要以上に傷つき、かえってストレスになってしまいます。相談相手にも生活があります。忙しかったり、余裕がないこともあります。また常に正しいことや適切なことを言ってくれるわけではありません。意に添わないことや、首尾一貫しない態度を取ることもあります。当たり前のことですが、これらを心に留めておいて、相手の反応にいちいち傷ついたり、憤慨したりしないようにしましょう。

そういう意味でも相談相手は複数いるとよいでしょう。

また、つらい気持ちを紙に書き出してみてもよいでしょう。文字にして見てみると、冷静に事態を受け止めることができるかもしれません。

なんとなくイライラして、なんとなくお酒に手を伸ばすのがよくないのです。

治療への決意を思い出す

アルコール依存症の治療をしている限り、飲酒したい欲求や衝動はくり返し生じてくるものです。一度おさまっても、しばらくするとまた飲みたい気持ちが強くなってくることがあります。こうした衝動を抑えることは簡単ではありませんが、備えておくと乗り越えやすくなるでしょう。

飲酒したい衝動が強く起こったときに、衝動を抑えてくれるなにかをあらかじめ見つけておくとよいでしょう。飲酒日記や治療への決意を書いた紙を見たり、思い出の写真や大切な人からの手紙などを読み返すことは治療のモチベーションを高めてくれます。アルコールに支配されていない本来の自分らしさを思い出しましょう。

患者さんのなかには、健康診断の結果票を見返すようにしているという人もいます。悪い結果を見てドキッとするだけではなく、断酒を続けていることで検査値が改善していることを再確認することで、治療への意欲を再燃させることができるのだそうです。

これらと一緒に、アルコール依存症治療薬を置いておくとよいでしょう。ジスルフィラムやシアナミドを使用している人は、飲酒をすると薬の効果により、二日酔いのような不快な症状があらわれますから、それを思い出すことで飲酒への欲求や衝動が落ちつく可能性があります。医師の指導を守って、毎日正しく使用しましょう。

飲みたい気持ちをやり過ごす

これまでは、いやなことがあったときに衝動的にお酒に手が伸びていたかもしれませんが、この本をここまで読んでこられた方は、それでは解決にならないばかりか、代償が大きすぎることをすでに知っていることでしょう。

飲みたいという気持ちが強くなったら、それよりも害の少ない、健康的な習慣を替わりに行います。

緊急的には、お茶やコーヒーなどを飲みます。無糖の炭酸水を飲むという人もいます。ビールや酎ハイに似せたノンアルコール飲料が売られていますが、こちらで気が紛れるという人はこれらを飲んでもよいでしょう。しかし、重度のアルコール依存症の人はかえって飲酒欲求が強くなってしまう可能性があります。おつまみのような飲酒を想起させるようなものを摂ることもよくないでしょう。

さっとアルコール以外のなにかを口にして、それ以上は飲酒のことを考えないようにすることが大切です。

お風呂に入る、布団をかぶって寝てしまうという人もいます。アルコール依存症の患者さんには不眠や離脱症状による寝汗などに悩む人も多く、眠れない悩みを抱えている人も少なくありません。しかし、飲酒欲求にとらわれて悶々《もんもん》としている時間を、寝巻きを着て布団のなかで過ごすようにすることで、お酒を飲みに行ったり、買いに出かけたりしてしまうような行動をしづらくすることができます。このとき「眠ってしまわなくては」と、無理に眠ろうとせず、のんびりした気持ちでテレビを見たり、本を読んだりして過ごしていればよいのです。

また、運よく眠ることができたら、お酒の影響を受けない爽やかな目覚めを体験することができます。

図書館や書店へ出かけるという人もいます。酒気帯びでは入りにくいところですし、飲酒を誘発するようなものも少ないのでよいでしょう。本を読んだり、視聴覚コーナーでDVDを見たりするそうです。

衝動をやり過ごすための習慣は、簡単に思いついたときに気軽に行える、また可能な限り健康的なことがよいでしょう。これらで気を紛らわせつつ、飲酒したい衝動が落ちつくのを待ちます。

お酒のことを考えてしまう時間を減らす

ストレスを感じたり、いやなことがあったりなど、とくにきっかけなく飲酒衝動がわき起こってくることもあるでしょう。話し相手がいなくて寂しかったり、暇で手持ち無沙汰だったりするときに、お酒が飲みたくなるという人も少なくありません。

一人でなにもしないでいると、飲酒のことを思い出しやすくなります。

予定や用事を入れるなどして、適度に生活にめりはりをつけ、手持ち無沙汰になってしまう時間を減らすようにしてみましょう。

料理や掃除、洗濯などの家事、マインドフルネスやヨガ、体操、筋力トレーニングなどはお勧めできます。

間食ややけ食いなど、健康に悪い影響を与えかねないことはお勧めできません。また、タバコなどの嗜好品、ゲームやギャンブルなどほかの依存症が懸念《けねん》される行為も避けたほうがよいでしょう。依存は相互に関連し合うことが指摘されています。アルコール依存症を克服しても別のなにかに依存してしまうことがあるのです。

お酒を飲みたい気持ちを落ちつかせるのに効果的な方法は人によって違います。また、衝動が起こるきっかけや強さも毎回異なるでしょう。

飲酒衝動を乗り越えるために、「これさえ行えば」という決定的な方法はありませんが、いろいろな方法を組み合わせて、自分なりにうまくいく方法を見出していくことが効果的です。

飲んでしまったら

それでも飲んでしまうことはあります。本書でもアルコールの作用や、依存という状態について述べてきました。飲酒したい欲求が強く、衝動がコントロールしにくいのはアルコール依存症という病気のためです。飲酒欲求を抑えることは簡単なことではないでしょう。

ですから、たとえ飲んでしまったとしても落ち込まないようにしましょう。自分を責めたり、治療を諦めたりしないことが大切です。

また、飲んだことを隠さないようにしましょう。家族にも医師にも正直に知らせ、病気で困っていることを相談できる関係を築いていきます。

また、飲酒日記にも正直に記録し、飲酒した理由や状況を残しておきます。逆に強い飲酒欲求を感じたのに、飲酒しないで済んだときはそれも書いておきましょう。そうすることで、後からどんなときに飲酒の欲求が強くあらわれるのか、どうしたら飲酒を回避できる確率を高めることができるのかを見直すことができ、対処法を考えたり、目標を再検討する際にも役立ちます。

支援者が知っておくべきこと

患者さんへの接し方

アルコール依存症の患者さんと接する際に重要なのは、アルコール依存症が脳の機能の変化を伴う病気であり、意思の力だけでは対処できないということを理解しておくことです。

患者さんを責めたり、罰を与えるようなことでは解決しないばかりか、よくない結果につながります。断酒を強要したり、再飲酒を咎《とが》めたりすることは絶対に避けるべきです。このような対処をすると、依存症の患者さんの心理は、より飲酒をしたい方向へ向かってしまうということを知っておきましょう。

また、患者さんがアルコール関連問題のどの段階でも、飲酒のコントロールができない、飲酒によってなんらかのトラブルが起こる状況であれば治療が必要です。「まだ軽い」と見逃さず、早期から介入することが大切です。

患者さんがお酒を飲みたいがために、また自尊心を保つために嘘をついたり、ごまかしたりするのを目の当たりにすることはつらいと思いますが、それらも病気の症状だと知っておきましょう。

患者さんには対人関係の問題があることも多いです。依存症に陥ってしまった背景に、自己評価が低かったり、人と接することが苦手で対人不安があったり、気軽に本音を話せなかったり、なんらかの生きづらさを感じてきた生活があるかもしれません。

病気や生きづらさへの理解をもった接し方は、患者さんの支援に役立つでしょう。

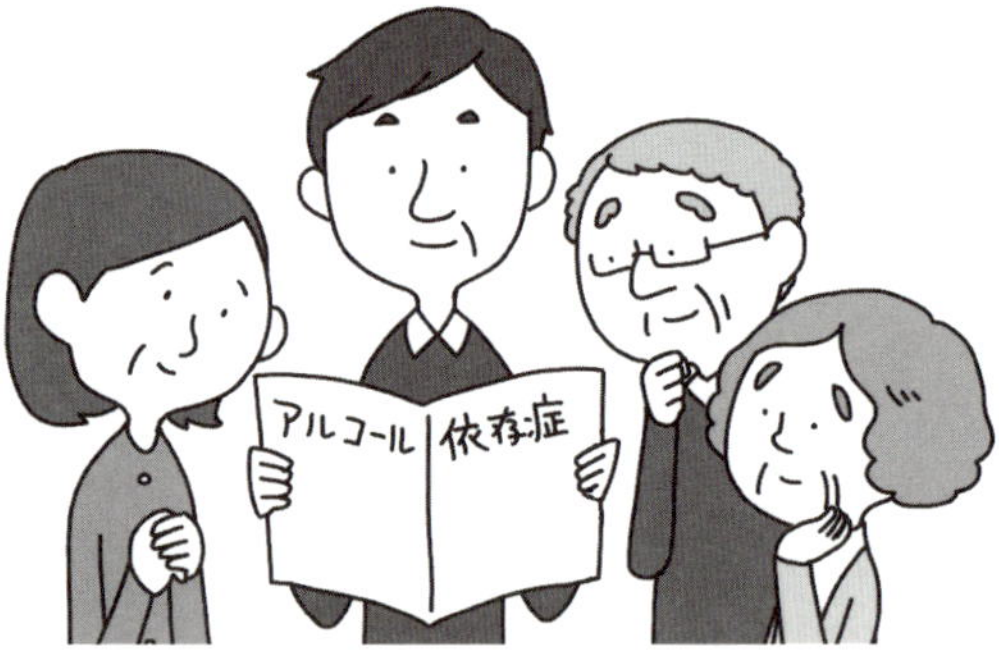

理解と支援

- 治療に期待しすぎない
- 回復してきたときに急に支援の手をゆるめない
- 脅したり、懇願したり、感情的になって言い合ったりしない
- 本人を信頼せず監視・管理しようとしない
- 態度をコロコロ変えない
- メンバーによって対応を変えない（家族全員が同じ態度をとるように）
- 大切に思う気持ちを伝える

家族の協力

アルコール依存症患者さんの治療に対してご家族からの協力が得られることは大きな強みになります。アルコール依存症の治療は入院治療であっても、退院後の長期のリハビリが必要です。身近で治療に協力してくれる家族がいたら心強い存在でしょう。

家族も受診に同行し、アルコール依存症という病気について正しい知識を持ち、患者さんの回復に向けて継続的なサポートを行えるようになることが望ましいでしょう。

アルコール依存症は家族への影響が大きい病気です。

患者さんの飲酒行動に長年悩まされ、つらい思いをしてきたという家族は多いです。家族関係も崩壊し、別居や離縁を考えた、あるいは「消えてほしい」「死んでしまえばいい」などと考えたことがあるという方も珍しくありません。もう一緒にいられない、と家族のほうから離縁を切り出したところ、患者さんが初めて治療に前向きになったというケースもあります。

家族も疲労し、悩んでいます。患者さんへの対応に苦慮し、アルコール依存症による言動に振り回されたり、また外聞も気になり、つらい思いをしてきたでしょう。患者さんの病気の原因が自分にあるのではないかと考えたり、家族の将来に明るい展望が見えなくなっている人もいます。家族にもうつや不安、睡眠障害など精神的な問題が生じていることがあり、ケアが必要です。

多くのアルコール依存症の医療機関では家族のケアも同時に行っています。また先述の通り家族だけでの相談も可能です。

アルコール依存症患者さんの支援は、家族も支援の輪に加わりつつ、また家族もともにケアしていくことが大切です。

家族の相談先

アルコール依存症の問題を長引かせないためにもっとも してはいけないことは本人、家族だけで抱え込むことです。

相談先は主に3つです。

アルコール依存症治療を専門に行っている医療機関、また都道府県（または政令指定都市）の精神保健福祉センター、自治体の保健所などの公的機関、そして断酒会、ＡＡ（アルコホーリクス・アノニマス）、患者会などの自助グループです。

ためらわず連絡し、家族のアルコール問題で困っていることを伝えてみましょう。

公的機関では、個別相談を行っている場合もあります。また近隣の専門医療機関を紹介してもらうこともできます。多くの場合、公的機関での相談料は無料です（電話代、交通費等は別）。

アルコール依存症の自助グループ、患者会、家族会などでも相談することができます。有名なものは断酒会、ＡＡなどです。本人の支援を目的にする団体でも、家族向けの例会などを行っている場合があります。

同じような体験をしている家族と情報交換をし合うことで、家族を困らせる患者さんの言動が病気によるものだと理解できますし、そのうえでどのような対処をしていくことが望ましいのか、具体的に相談することができます。

コラム

自助グループ

アルコール依存症の患者さん同士が集まって支え合うためのグループを「自助グループ」といいます。患者さんは孤立すると治療へのストレスを感じやすくなり、再発のリスクが高くなります。

アルコール依存症治療の自助グループは定期的な集会を行い、体験談をお互いに語り合ったりしながら、治療の意思を確認し合ったり、助言し合ったりすることができます。同じ立場で共感が得られることもあり、治療へのモチベーション維持に役立ちます。家族が相談できる会もあります。

自助グループは病院で開催されていたり、紹介を受けられる場合もあります。団体ごとに特徴があるので、ご自身の状態に合ったところを選びましょう。

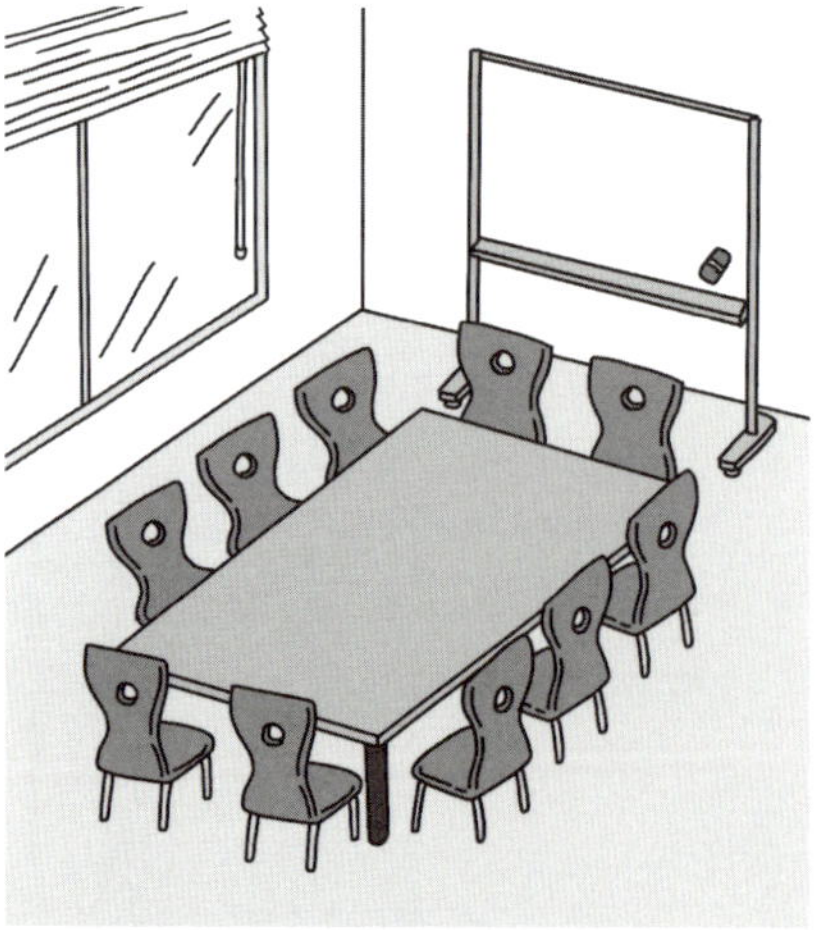

患者さんとのコミュニケーション

毅然とした態度を

患者さんを思う気持ちからであっても、患者さんによる暴言、暴力を受け入れてはいけません。危険であることは言うまでもありませんが、被害にあった人の心は深く傷つきます。この傷が自尊心や心のエネルギーを奪い、問題解決の妨げとなってしまいます。また暴力・暴言を許すことが、患者さん本人にとっては問題の先送り、軽視につながり、イネイブリング（166ページ）となってしまう場合もあります。

いかなる場合でも暴力・暴言を受け入れることはせず、その恐れがあるときは距離を置き、安全を確保してください。警察に相談することをお勧めします。

「お酒を飲まないでほしい」「飲酒をコントロールしてほしい」という身近な人の毅然とした対応が、本人にも問題の重大さを認識させ、そのための行動を起こさなければならないと理解させるきっかけにもなります。

患者さんにアルコールが入っているときは働きかけを行わないようにします。酔っている人に飲まないように勧めたり、受診を促しても効果はありませんし、建設的な反応も期待できません。かえって反発を招くこともあります。酔いがさめてしらふとなり、お互いに冷静なときに話し合いましょう。

話し合いをするときは責めたり、非難するような言い方は避けましょう。

世話焼き行為からのイネイブリング

家族の接し方で注意が必要なのが、イネイブリングです。イネイブルとはｅｎａｂｌｅ（可能にする）という英語です。依存症治療においては、患者さんの回復のために世話を焼く行為が、結果的に依存行為に加担してしまう状態をあらわし、その行為をイネイブリング、行う人をイネイブラーと呼びます。患者さんの奥さんなど、普段から身の回りの世話を焼いている人がイネイブラーになりがちです。

イネイブリングの例としてよく見られるものは、「お酒で起こった問題を家族が尻拭いする」、「お酒の料金や借金を代わりに払う」、「外で飲んで問題を起こされると困るので家で飲むことを容認する」といった行動です。

また、他人に対して患者さんのアルコール依存症を隠そうとしたり、認めようとしない行動も見られます。

イネイブリングは、患者さんの問題を自分のことのように思ったり、世間の目を気にしすぎたり、反発を恐れて本人に言いたいことを言えないような関係で起こりがちです。

自分と患者さんを同一視せず、自分は自分、相手は相手と気持ちを切り替えなくてはなりません。生活面や経済面で際限なく世話を焼くこともやめましょう。

飲酒によって生じた問題を本人に代わって尻拭いするような世話焼き行為により、かえって依存症が長引いてしまうことがあるので注意が必要です。本人が責任をとるべきことは、本人に後始末をさせなくてはなりません。

イネイブリングに陥ることを避けるためにもっとも大切なことは、専門家に相談することです。

CRAFT

ここで患者さんとのコミュニケーションの参考として、アルコール依存症患者の家族向けに作ら

コミュニケーションの注意

- 毅然とした態度で
- 暴言・暴力は受け入れない
- 不穏なときは安全を確保
- 飲酒時は働きかけを行わない
- 酔いがさめているときに冷静な態度で
- 責めたり、非難したりしない

れたＣＲＡＦＴというプログラムを紹介しましょう。

ＣＲＡＦＴ（クラフト、Community Reinforcement And Family Training コミュニティ強化と家族トレーニング）は飲酒問題や薬物問題に悩む家族のためにアメリカで開発されたプログラムです。

依存症専門プログラムのある医療機関、精神保健福祉センターの家族教室・家族会などで取り入れられるようになってきています。

ＣＲＡＦＴでは、患者さんとの対立を招かずに、治療を勧める方法を学ぶことができます。

アメリカの調査では、家族がこのプログラムを受けることによって、70％前後の患者さんが治療を開始したという報告があります。

患者さんの回復に家族の支援が重要であると述べましたが、家族も疲れ、困惑しています。こんな対応法ではダメ、こんなことをしてはダメとばかり言われても困ってしまいます。

ＣＲＡＦＴの３つの目的

❶ 本人の物質使用が減る

❷ 本人が治療につながる

❸ 家族の生活の質がよくなる
（精神的・身体的・人間関係）

ＣＲＡＦＴプログラムでは、家族が専門知識のあるスタッフのもとで、正しい知識と考え方を身につけ、効果的な対応を具体的に学びトレーニングしていくことができます。

さきほども述べたとおり、家族のなかには患者さんからの暴力・暴言のリスクにさらされている人も少なくありません。ＣＲＡＦＴのなかでは、「目が据わる」「声が大きくなる」など経験的に家族が知っているトラブルの前兆やサインを見たときに、続いて生じるトラブルを上手に避け、できるかぎり安全な方法で患者さんの気持ちを治療のほうへ向けていく方法も

ＣＲＡＦＴのコミュニケーション

- 「わたし」を主語にする
  例：私はあなたの健康が心配です
- 肯定的（ポジティブ）な言い方をする
  例：飲むのをやめると体調は回復するでしょう
- 簡潔・具体的に言う
  例：明日 10 時に、一緒に○○病院に行きましょう
- 自分の感情に名前をつける
  例：酔いつぶれたあなたを見て悲しかった
- 責任の一部を引き受ける
  例：あなたが孤独を感じたのは私にも責任があります
- 支援を申し出る
  例：飲まないで済むように私にできることがあれば協力します

など

学びます。

患者さんのよい面に目を向けたコミュニケーションが、患者さんの治療への気持ちを強化することがわかっています。たとえば患者さんが飲まないでいられた日に「お酒が入っていない状態で話ができて嬉しい」ということを伝えたり、治療がうまくいかないときにも「治療を諦めないで記録は続けているから、それほど悲観はしていない」と伝えるなどです。

患者さんが治療を始めると、きちんと通院しているか、記録をつけているか、治療薬を飲んだか、健康的な生活を送れているかなど、家族が手助けできる場面はたくさんあります。そうした場面でもできるだけ、患者さん本人にできることは任せ、きちんとできていれば褒めて一緒に喜び、うまくいかないときは責めずによい面に目を向けるようにします。治療の主体はあくまでも患者さんだという接し方がよいでしょう。

そのうえで患者さんが支援を求めてきたら、具体的にどんなことを手伝ってほしいのか話を聞き、無理のない範囲で協力することはよいでしょう。しかし、治療がうまく行かなかった場合でも家族のせいではないことははっきりさせておきます。

よい面に目を向け、相手の望ましい行動を増やす接し方を学ぶことで、患者さんは「飲まないでいると嬉しいことがある」と治療を続けるモチベーションになります。

温かい声掛けと見守り

患者さんを専門家へつないだ後は、支援といっても治療の主体はあくまでも患者さんです。特別なことをする必要はありません。治療を続ける患者さんに温かく接するようにしましょう。患者さんが治療を続けていることを評価し、みんなで見守っていきます。

患者さんの行動を監視したり、飲酒を咎めたりする必要もありません。医師から説明されたとおりに治療法、対処法を徹底していきましょう。患者さんが駆け引きを持ちかけてきても方針を変更してはいけません。また、日によって対応が変わらないように首尾一貫した対応を心がけましょう。

また、家族のメンバーによって対応が変わらないように全員で情報を共有しておくことも大切です。こうした話し合いは患者さんと一緒に行ってもよいでしょう。

もし患者さんが治療に挫折してしまったように見えたら、専門家に相談します。ご家族のほうは、「やはりダメだったか」などと諦めの境地に陥って突き放したり、距離を置いたりしたくなるかもしれませんが、アルコール依存症の治療と患者さんの人間性は別物です。また、患者さんの治療状況に責任を感じたりする必要もないのです。

飲酒を再開してしまってショックを受けているのは患者さんも同じです。表面的には自暴自棄になったり、開き直ったりしているように見えても、心の中は自己嫌悪とつらさでいっぱいなのです。見捨てられるかもしれないという不安にも怯《おび》えています。

ですから、ご家族はなるべく治療とは関係のない話題で声をかけたり、温かい態度で接し、アルコール依存症と闘い続けなくてはならない患者さんの心を支えましょう。

家族が楽になるために

患者さんとのコミュニケーションがうまく行くようになったら、家族も好きなことをして生活を楽しむようにしましょう。

アルコール依存症の患者さんなど、心のトラブルを抱えた人がいるとどうしても家庭は暗くなりがちです。ですが、家族が息を潜めて自分の様子をうかがっていると、患者さんは気詰まりで、自分を責めたり、家族に反発したりしがちです。

多少問題があっても、家族が楽しそうにいきいきと暮らしているほうが患者さんは気が楽になるのです。

友人と外出したり、趣味を楽しんだり、お酒以外のことで人生に彩りを添えることができることを示してあげましょう。

参考文献

◇ **新アルコール・薬物使用障害の診断治療ガイドライン**
監修　新アルコール・薬物使用障害の診断治療ガイドライン作成委員会　2018 年　新興医学出版社

◇ **新版　アルコール依存症から抜け出す本**
監修　樋口進　2018 年　講談社

◇ **依存から抜け出すためのマインドフルネスワークブック**
著　レベッカ・ウィリアムズ　ジュリー・クラフト
監訳　樋口進
訳　久里浜医療センターマインドフルネスチーム　2018 年　日本評論社

◇ **お酒を飲んで、がんになる人、ならない人**
著　横山顕　2017 年　星和書店

◇ **自分を傷つけてしまう人のためのレスキューガイド**
監修　松本俊彦　2018 年　法研

おわりに

２０１９年、日本におけるアルコール依存症の治療に新たな選択肢が加わりました。アルコール依存症治療薬ナルメフェンの承認・発売により、脳の報酬系に働きかけ、飲酒によって得られる快感を抑制するタイプの薬が治療に使用できるようになったのです。これはすなわち断酒しかなかった治療の選択肢に、減酒という新たな選択肢を実現させるものとなりました。上市以後、多くの患者さんに使用され、良好な効果が確認されています。

従来、アルコール依存症という病気については誤解や偏見が多く、依存を持つ人は１００万人を超えると推計されるにもかかわらず、依存症者は治療に結びつかず、その存在も自尊心や世間体などいろいろな事情から隠されがちでした。

また、飲酒に寛容なわが国では、そうとう重大な問題を起こさないとアルコール依存症とはいえない、ふつうの社会生活を送っているうちはまだ問題はそれほど深刻ではないととらえられています。その結果、アルコール関連問題を過剰に軽視する風潮となり、日本国内のアルコール依存症の人が未治療のまま放置される事態につながってきたかもしれません。

アルコール依存症の患者さんを診療していると、新たな治療法が加わったことで、治療に抵抗感のある人の心の障壁が下がり、依存症の早期に受診する患者さんが増えてきていると実感します。どのような病気でもそうですが、早期に発見し、早期に対処したほうが、治療の負担も少なく、予後もよいのです。アルコール依存症も同様です。

生活が破綻し、心身に重大な合併症を起こし、家族にも見放され、社会的評価も落ちたというような状況になるまで待つことはありません。すぐにでも治療を開始し、ふつうの生活を続けながら、飲酒のコントロールを取り戻すべきなのです。

本書では、アルコール依存症の基礎知識、治療法、アルコールの人体への影響などを紹介しつつ、より早期から治療を行うべきであること、減酒による治療という選択肢が新たに登場し効果を挙げていることを紹介してきました。

もちろん、だからといってアルコール依存症の治療に、困難が少なくないことは変わりがありません。本人の持続的なリハビリテーションへの取り組み、家族の協力が非常に大きな力になることも述べさせていただきました。

本書がアルコールに関する問題を抱えた患者さん、ご家族のＱＯＬを向上させるために役立てられることを願っております。

国立病院機構久里浜医療センター名誉院長　樋口 進

■著者
樋口 進
独立行政法人国立病院機構久里浜医療センター名誉院長・顧問。精神科医
1954年生まれ。東北大学医学部卒業後、慶應義塾大学医学部精神神経科学教室に入局。のちに国立療養所久里浜病院(現・独立行政法人国立病院機構久里浜医療センター)へ。同病院の臨床研究部長、副院長、院長などを経て現職。専門はアルコール依存やネット依存、ギャンブル依存などの予防・治療・研究。国際アルコール医学生物学会理事長を務めるなど、アルコール依存治療の分野で国際的に活動。2017年4月、久里浜医療センターに減酒外来を開設。日本アルコール関連問題学会前理事長、WHO専門家諮問委員、内閣官房ギャンブル等依存症対策推進関係者会議会長

改訂新版　今すぐ始める
アルコール依存症治療

2025年2月26日　第1刷発行

著　　者　樋口 進
発 行 者　東島俊一
発 行 所　株式会社 法 研
〒104-8104　東京都中央区銀座1-10-1
http://www.sociohealth.co.jp
印刷・製本　研友社印刷株式会社

0101

ISBN978-4-86756-194-2 C0077　定価はカバーに表示してあります。